自律神経の名医がおすすめする

上機嫌の習慣

順天堂大学
医学部教授
林弘幸

主婦の友社

はじめに

つらさ、苦しみが日常だった学生時代

私は、物心がついたときから、**「どうやったら自分が毎日、元気に頑張って学校に行けるんだろう」「自分を鼓舞するには、どうすればいいいんだろう」「自分が明るく生きるためには、どうしたらいいんだろう」「自分で自分の機嫌をとるにはどうしたらいいのだろう」**ということを、常に考えていました。

私は、昭和の高度成長期時代に生まれ育ち、自分の親の世代は、とにかくガムシャラに働いていました。

わが家は共働きのためか、「家族団らん」の時間が少ない家庭だったので、家族一緒にそろってご飯を食べた記憶はあまりありません。当然、家族で誕生日や、入学式や卒業式、成人式を祝うといったこともほとんどありませんでした。

また母親は、私が高3のときにすい臓がんで亡くなり、ドラマや映画でよく見るような「幸せを絵に描いたような家族」とは180度違う世界で暮らしていました。

また、学生生活も楽しいことばかりとはいえませんでした。

学生のときは、当時、校内暴力があたりまえの時代でしたし、中学時代は野球部に所属していましたが、県大会出場の常連校だったので、それこそつらく、苦しい練習の毎日でした。

いまでは信じられないですが、練習中は水も飲めず、100メートルダッシュを何十本も走り、試合に負けたりエラーをしたりすると、これまた罰として走らされ……。

大学は医学部に進学しましたが、ラグビー部に入部したので、これがまた群を抜いて厳しい部活動でした。練習の厳しさはもちろんのこと、勉強も同時にやらなければならず、毎日が苦行でした。

あまりにもつらくて、「犬になればラグビーの練習をしなくてすむのに」と、部活帰りに道端で寝ている野良犬を見て、心底うらやましいと思ったほどです。

そんなにつらい思いをするなら、「部活をやらなければいいのに」と思う人もいるかもしれませんが、なんだかんだいっても、結局、私自身は野球やラグビーというスポーツと、いっしょにやっている仲間が好きだったのと、一度やると決めたことは、最後までやり通したい、という意地があったのです。

とはいえ、毎日、逃げ出したいくらいつらく、**「どうすれば、自分の心をととのえられるか」「前向きに強く生きるためには、どうすればいいか」「自分で自分の機**

嫌をとるにはどうしたらいいか」ということを模索していました。

いまでもときどき、当時のラグビー部の仲間と会うことがありますが、みな「二度とあのときには戻りたくない」と言っています。

最近の若い後輩は、「もう1回学生時代に戻ってラグビーをやりたい」と言ったりしていますが、きっと、想像をこえるつらさがなかったから戻りたいと思うのでしょう。

私も、あのときに戻りたいとはけっして思いません（笑）。

当時は、とにかく「鍛え上げる」のが目標の時代でしたし、いまは「ほめて伸ばす」「楽しく活動する」というのが基本ですから、昔が悪くていまがよいとか、いまが悪くて昔がよいとかではなく、そういう時代に生まれたのが運命だったと思っています（笑）。

ですから、いまの若い人たちが楽しそうに練習や試合をするのを見て「青春だなぁ」とうらやましく感じます。

でも、戻りたくないとはいえ、後悔は全くしていません。いま私がこうして自律神経に関して、その道の専門家といっていただけるようになれたのは、少なからず、これらの体験があったからだと思うからです。

原因不明の不調に悩まされ、自律神経のたいせつさを知る

その後、私は医学部を卒業して医師になり、30歳で留学をし、ロンドンとアイルランドで計約4年間、研修医としてのキャリアを積みました。

その4年間は、自分の人生の中でいちばん輝いていたときだったと思います。余計なストレスもなく、好きなだけ仕事をすることができ、さらに自分がやればやった分だけ成果が出せるような環境でした。

そして35歳で帰国し、小児外科医として勤務をしていましたが、突然、倦怠感が襲うようになり、「何だかつらい」「逃げ出したい」とまで思うようになりました。検査をしても、これといって原因がわからず、私なりに、この心身の不調に向き合っていくうちに「自律神経」に、そのヒントが隠されていると考え、そこから日夜、「自律神経」について研究をするようになりました。

当時、自律神経について研究している専門家は数えるほどでした。世間一般でも、自律神経の乱れが心身に影響するということは知られていませんでした。

そこで私は研究をつづけ、まずは自分の不調を治し、今度は原因不明の不調と闘っているみなさんに、自律神経のたいせつさを知ってもらいたいと、講演活動をしたり書籍の出版をしたり、テレビやラジオにも積極的に出演したりするようになりました。

すると「長年の不眠が解消されました」「気分が前向きになりました」「腸の調子がよくなり、ご飯もおいしく食べられるようになりました」と、さまざまな感想をいただくようになりました。

私がやっていることは、手術をしたり、薬を出したりというような医療ではありません。しかし、確実に目の前の患者さんの調子が改善されていくのですから、それは心から医師になってよかったと思える瞬間でした。

そしていま、この医師としての幸福は、幼いころの家庭環境、つらかった野球部とラグビー部での経験、高校時代の母の死、若手医師時代の体調不良などがあったからこそ得られたものだと思っています。

もし、家族そろって理想的な幼少時代を過ごし、学生時代も授業や部活が楽しみな生活を送れていたとしたら、「いかに自分が、日々、前向きに過ごせるか」「上機嫌に過ごせるか」というような発想も生まれず、このような自律神経に関する本も出版することができていなかったでしょう。

自分が、これまでの人生でさまざまな経験をたくさんしたからこそ、私は、みなさんの不調も少しは理解できるのではないかと思っています。

みなさんも、どんなに大変な過去があったとしても、その過去があるからいまの自分がある、というふうに、自分のことをきちんと肯定してあげることがたいせつだと思います。

つらい経験は、幸せな未来のための伏線

先日、サッカーのワールドカップが開催されましたが、日本は1次リーグで前々大会優勝のドイツに勝利をおさめ、「ドーハの奇跡」と呼ばれました。

しかし、この「ドーハの奇跡」につながったのは、1993年の「ドーハの悲劇」

があったからこそだと思っています。「ドーハの悲劇」は、日本代表チームがアジア予選で、後半ロスタイムに失点して予選敗退したこと。サッカーファンならずとも、その言葉を聞いたことがある人は多いでしょう。

「ドーハの悲劇」は、当時の日本チームに運がなかったからだと思います。でも、その結果として、何十年後に「ドーハの奇跡」として、運が戻ってきたのではないかな、と私は考えています。

今回、ドイツに勝ったものの、次の試合でコスタリカに負けて、だれもがこのまま予選リーグ敗退かと思いました。でも、私はその負けは、次の奇跡への伏線になっている可能性があると信じていました。すると、スペインに勝利をおさめるということが起きたのです。

人生、一生懸命やったことに対しては、結果がどうであれ、負の財産はありません。やっぱり神様は、ちゃんと見てくれているのだと思います。
「幸せな道」を目指した結果、「幸せでなかった道」を歩んだとしても、その先で「幸せな未来」を手に入れることができると思います。

ミュージカル映画『ラ・ラ・ランド』は、女優志望のミアと、ジャズ・ピアニストとして自分の店を持ちたいセバスチャンとの恋愛を描いた物語ですが、最後のラストシーンで、二人が歩んでいたかもしれない、もう一つの人生のシーンが走馬灯のように流れます。

人はよく「もし、あのとき、あっちを選んでいたら、ああなっていたかもしれない」「いまよりも幸せな道を歩いていたかもしれない」と思うものです。
もしかしたら、過去の選択はまちがった道を選んでしまっていたのかもしれませんが、だからといって「ああすればよかった」という後悔をするのではなく、「いままで自分が歩んできた道も、必ず幸せにつながるいい道だった」と思うことがたいせつです。

「ドーハの悲劇」ではありませんが、過去の選択が、5年後、10年後、どう花開くかわからないわけですから。


日々、上機嫌に暮らしていれば、運気の流れは絶対、向いてきます。


文句ばかり言って動かなければ、なんの解決にもならないし、進みもしませんが、前向きになって「どうやったら毎日元気にやっていけるんだろう」と考えたら、どこかで必ず運気がめぐってきます。

それが5年後、10年後かもしれませんが、いまのつらい状況が伏線となって、必ず奇跡が起き、伏線が回収されると思っています。

そして、伏線を回収するには、動きつづけることがポイントです。

昨年は『トップガン マーヴェリック』が話題になり、私もこの映画を3回観ましたが、主役のトム・クルーズは、私と同い年なのです。前作『トップガン』では、トム・クルーズを含めた訓練生たちがビーチバレーをするシーンがありましたが、『トップガン マーヴェリック』では、その伝説のシーンを、ビーチアメフトでオマージュするシーンがありました。

私は、あの映画を通じて、『60歳を超えたオヤジでも、ヤル気になれば20代の若者とアメフトができる』というのを、一番のメッセージとして受けとりました。

また、今作品では、昔の飛行機もたくさん出てきましたが、機械が古くても、やり方と頭さえ使えば、最新の技術をもった飛行機にも勝てるということを教えてくれました。

幸せを手に入れるためには、自分に限界をつくらないこと

「もうすぐ50歳だから」「もう、今年で還暦だから」と、自分で自分に限界をつくる人がいます。実は私も50歳を過ぎたころに、残りの人生を考えると「いまさら何かを始めても」と思ってしまい、何をするにもおっくうになってしまった時期があります。

しかし、いよいよ定年退職までのカウントダウンが始まると、「定年まで無難に普通に過ぎて無事終わればいい」といった気持ちでは、定年後の自分には何も残らないと気がついたのです。そして、「最後の最後までアクセルを踏みつづけて、突き抜けよう！」というヤル気がわいてきました。

その気持ちは、仕事以外のプライベートでも同様です。

私自身、体力的には若いころのような無理はきかなくなっていますが、年齢を理

由にして何かをあきらめるのではなく、いまからでも始められるようなことは、どんどんチャレンジしていきたいと思っていますし、実際そうしています。

チャレンジというと、「50歳で海外の大学院に進学する」とか「フルマラソンを走る！」といった大きな目標を立てないといけないと思う人もいるかもしれませんが、身近な目標でもかまわないのです。

定年はゴールではなくて、スタートです。定年退職後は、さらに自分の自由な時間がふえるのです。人生の消化試合ではなく、いままで積み重ねてきた知識や業績を最大限に利用し、新しいことにもどんどんチャレンジして、人生の実りの日々を送りたいと考えています。

そして、**そのスタートを幸先よく切るために必要なことの一つが、心の健康**です。この本で紹介する自律神経をととのえるメソッドを実践し、**常に前向きに、上機嫌に生きていくことがなによりたいせつ**だと思っています。

CONTENTS

第5章 こころを上機嫌にととのえる

1

目覚めのコーヒー1杯で心と体をすっきりとさせ、上機嫌に

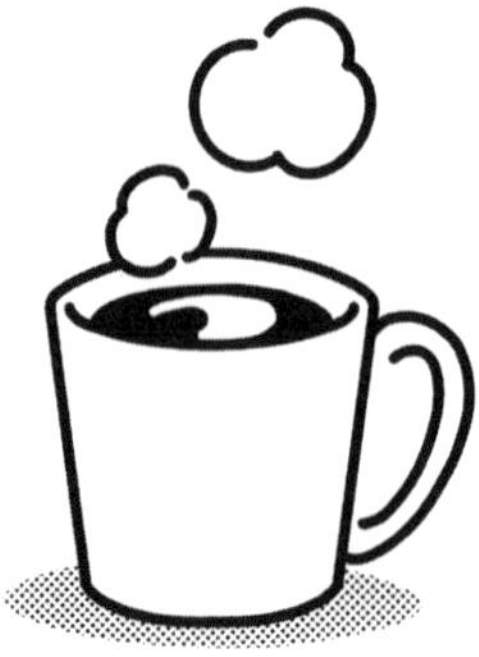

第1章

朝の上機嫌な過ごし方

THEME

1

目覚めのコーヒー1杯で心と体をすっきりさせ、上機嫌に

朝、コーヒーを飲むことを習慣にしている人も少なくないと思います。独特の芳醇な香りにいやされて、その日一日を機嫌よく過ごせる、という人も多いでしょう。みなさんもご存じのように、コーヒーにはカフェインが含まれています。カフェインは苦みをもった天然成分で、コーヒー、紅茶、緑茶などに含まれています。カフェインは自律神経のうち、交感神経の働きを活発にさせる役割があります。

コーヒーを飲んでから20分ぐらいすると、交感神経が優位になり、脳が興奮状態になるために、眠けがさめてシャキッとするというわけです。アメリカの研究によれば、コーヒーは脳内神経伝達物質である「ドーパミン」の分泌を促すということもわかっています。

ドーパミンが分泌されることで、集中力や注意力も高まります。ですから、**1杯のコーヒーが、一日のヤル気モードのスイッチを入れてくれる**のです。

さらに、コーヒーにはヤル気スイッチの役目だけではなく、リラックス効果もあります。同じ研究では、コーヒーは脳内神経伝達物質「セロトニン」の分泌をふやすという結果も報告されています。

セロトニンは、別名「幸せホルモン」とも呼ばれ、セロトニンの分泌量が多いと、幸せに感じたり、ポジティブに考えたりすることができます。つまり、**コーヒーを飲むことで「抗うつ効果」を得られる**ということです。

あたたかいコーヒーを飲むと腸もあたたまり、ぜんどう運動も活発になります。**便秘解消効果もある**ので、コーヒーの味が苦手でなければ、ぜひ目覚めの1杯をおすすめします。

THEME

2

1日3回、量より回数！朝食はしっかり食べましょう

若いころはギリギリまで寝ていたいので朝食抜き、年をとってからは、食事の量が少なくなってきて、朝は食べられなくて朝食抜き……。

また、生活習慣病を予防するため、カロリー制限をしたり、糖質制限をしたり。はたまたランチや夕飯で友達と会食して食べすぎてしまったので、とりあえず朝食を抜いてつじつまを合わせているという人も多いのではないでしょうか？

しかし、**自律神経をととのえて、自分の機嫌を自分でとるためには、1日3食は基本中の基本**です。ここで勘違いしてほしくないのは、一日に必要な栄養素を3回に分けて食べるということで、けっして、1日3回、朝昼晩しっかり食べるとい

うことではありません。年齢とともに代謝量も下がってきますから、消費カロリー以上の食事を摂取すれば、当然、太ってしまうからです。

ここでたいせつなのは、**1日の食事を3回に分け、「空腹の時間をつくらない」**ということなのです。空腹になると、私たちは交感神経が優位になって、イライラします。そこで、甘いものがほしくなったり、ドカ食いをしたりすると、今度は副交感神経が働きすぎて自律神経が乱れ、眠くなってしまいます。

特にたいせつなのは朝食です。かむことで腸が刺激され、体温が上がることで、一日のエンジンをかけることになります。どうしてもおなかがすかないという人は、バナナやヨーグルトといったものや、みそ汁だけでもかまいません。

昼食、夕食も腹七分目、朝昼晩と規則正しく食べ、その間、10時や15時のおやつにナッツやホットミルクなどの間食をはさむのがおすすめです。腸が消化吸収するには3時間かかるので、最低でも夜寝る3時間前までには夕飯を食べ終えるようにしましょう。

THEME

3

朝食には血糖値の乱高下を抑え気分を安定させる効果が

朝食には、自律神経のスイッチとなる役割のほか、もう1つたいせつな役割があります。それは、**血糖値の乱高下を抑える**ということです。血糖値とは、血液中に含まれているブドウ糖の濃度のこと。このブドウ糖のもとは、ご飯やパンといった炭水化物に含まれています。ですから食事をとると当然、血糖値が上昇します。

そして、血糖値が上がるとインスリンというホルモンが分泌され、血糖値が下がります。しかし、空腹の時間が長いと、次に食事をしたとき、つまり昼食時に血糖値が急上昇し、インスリンが必要以上に大量に分泌され、それによって自律神経のバランスが乱れてしまいます。そうすると、イライラしたり不安になったりと、メンタルにも影響してしまうのです。そこで、朝食をきちんととることで、血糖値の乱高下を防ぐというわけです。

また、1回目にとった食事が2回目にとった食事のあとの血糖値に影響する「セカンドミール効果」という理論があります。これは、食後血糖値の上昇をはかる指標であるGI値（グリセミック・インデックス）の提唱者であるジェンキンズ博士の理論です。食物繊維や発酵食品を多く含む食事は、血糖値の上昇を抑えるものとして知られていますが、血糖値を抑えるホルモンは4～5時間後に分泌が最大となります。そこで、バナナやグラノーラのような食物繊維が多い食品や、納豆やヨーグルトといった発酵食品のように、腸内細菌をふやす食事を朝食にとることで、昼食時に血糖値の上昇を抑える効果が得られるというわけです。

この「セカンドミール効果」は、昼食時にピークになったあと、だんだんと弱くなってきます。そこで、おやつの時間帯に、再び食物繊維の多い食品や発酵食品などをとることで、夕食時の血糖値の急上昇を抑えることができるのです。

THEME

4

さまざまな種類の発酵食品をとり入れて、腸を元気にしましょう

「腸活」という言葉を最近よく聞くようになりました。腸と自律神経とは密接なつながりがあり、交感神経が優位になると、腸のぜんどう運動が低下し、便秘や下痢の原因に。逆に、副交感神経の働きがよくなると、ぜんどう運動が活発になり、腸内環境がよくなって自律神経がととのうことにつながります。自律神経のバランスがくずれてしまうと、当然、体調や気分にも影響してきますから、**機嫌よく過ごすためには、腸を元気にすることがたいせつ**です。

人間の腸の中には、たくさんの菌がいます。その数は、なんと約１０００種類、１０００兆個以上。その重さは１・５kgから２kg。まるで腸の中にお花が咲いて

いるようなので「腸内フローラ（花畑）」ともいわれています。
この菌には、大きく分けて「善玉菌」「悪玉菌」「日和見菌《ひよりみ》」の3種類があります。善玉菌は、腸のぜんどう運動を活発にさせて、消化吸収を助ける働きがあります。悪玉菌もタンパク質の分解などに必要ですが、毒素でもあるので、ふえすぎると腸内環境が悪化します。そして日和見菌は、善玉菌が多いと善玉菌の味方をし、悪玉菌が多いと悪玉菌の味方をします。この「善玉菌」「悪玉菌」「日和見菌」のバランスが、2：1：7だと、私たちの腸がベストな働きをしてくれます。そこで善玉菌を積極的に食生活にとり入れることがたいせつです。

善玉菌の代表選手といえば、ヨーグルトに含まれるビフィズス菌や乳酸菌がありますが、ほかにも納豆やキムチ、みそ、しょうゆなどに含まれている酵母も小腸での消化吸収を助ける善玉菌です。発酵食品は週に1回まとめて食べても効果はあまりありません。**毎日少しずつ食べつづけることが善玉菌をふやすコツ**です。

THEME

5

昔ながらの栄養ドリンク甘酒をとり入れて活力も気持ちもアップ

甘酒は、古墳時代から飲まれていて、古くは『日本書紀』に記述があるくらい日本人に親しみのある飲み物です。俳句では夏の季語となっていますが、江戸時代は夏バテ防止の栄養ドリンクとして、甘酒が大人から子どもまで人気だったそうです。当時甘酒は、いまの感覚でいうと1杯70円から100円くらい。一年じゅう、てんびんで甘酒を売り歩く人がいて気軽に飲んでいたようです。

米こうじから造られる甘酒は、「飲む点滴」とも言えるくらいに栄養豊富。脳のエネルギー源となるブドウ糖のほか、必須アミノ酸や、ビタミンB_1、B_2、B_6、ナイアシン、葉酸といった栄養素や、アミラーゼ、プロテアーゼ、リパーゼといった三大消化酵素を含む多くの酵素が含まれています。また、すぐれた抗酸化作用のあるエルゴチオネイン、コウジ酸、フェルラ酸なども含まれ、アンチエイジング効果も期待できます。

そして**特筆すべきは「オリゴ糖」**です。オリゴ糖は腸内の善玉菌のエサとなってビフィズス菌をふやし、腸内環境をととのえてくれます。また、米こうじに酵母と乳酸菌を加えて発酵させた酒かすから作った甘酒も、米こうじの甘酒同様に発酵パワーと栄養成分が凝縮され、腸内環境を改善するのを助けてくれます。

また、酒かすそのものも、甘酒以外にもかす汁にしたり、漬け物にしたり、焼き魚にしたりと、さまざまな使い方があるので、ぜひ積極的に日々の食生活にとり入れましょう。

甘酒は、特に免疫力が落ちているときには、疲労回復効果があり、かぜ予防にもなりますので、夏バテの時期以外でも、季節の変わり目や冬なども、日々の習慣にするといいでしょう。

THEME 6

30分早起きして朝日を浴び気分よく一日をスタート！

若いころは苦手だった早起きも、年を重ねるにつれ、得意になります。これは、体内時計が年齢とともに変化して、寝る時間も早くなり、生体リズムが前倒しになるからです。そこでおすすめしたいのは、いまよりも**起きる時間を30分早めると**いうことです。私は毎朝4時半から5時の間に起きるようにしています。起きて30分間は、何も用事をせずゆっくりとコーヒーを飲んだりして過ごしています。このことは、**その日一日の自分の機嫌をよくすることにもつながります。**

実は、私が朝30分早く起きるという習慣がついたのは、イギリスとアイルランドに留学をしていたときです。朝一番で手術が入っている場合は、7時にカンファレンスをするので、6時20分には病院に到着する必要がありました。当時、朝一番のオペが入っているのに、身だしなみもきちんとしていて、「できるオーラ」がただよっている教授陣が、私にとっては不思議でした。

そして、その秘密は、早起きにあるのではないかと思ったのです。朝、30分早く起きるだけで、心に余裕が生まれ、自律神経が安定します。その安定は日中も持続します。手術や授業など、どんなに多くの仕事量をこなしていても、いつも余裕と威厳をもっていた教授陣は、自律神経のコントロールにたけていたのでしょう。

また、**早起きをして朝日を浴びる**ということは、体内時計をリセットするのに役立ちます。夜は副交感神経が優位になって、睡眠モードになっていますが、**朝日を浴びると交感神経が優位になり、活動モードのスイッチが入る**からです。さらに**朝日を浴びることで、別名「幸せホルモン」であるセロトニンが分泌。**セロトニンは、不安やストレスを解消してくれる、心の安定には欠かせないホルモンですので、朝起きたらカーテンをあけて朝日を浴び、ご機嫌な一日をスタートさせましょう。

THEME

7

鏡を見てにっこりすると自分の気持ちも「にっこり」に

私たちは、いやなことがあると笑顔がなくなり、無表情になります。そして、何事もおっくうになって目の前の出来事を純粋に楽しめなくなります。さらにふさぎ込んでしまうと、よりマイナス思考になり、心も体も不調モードに突入してしまいます。こうなると、上機嫌な毎日どころではありません。

このような負のスパイラルを断ち切るための秘策があります。それは、**笑顔を「あえて」つくる**ことです。人間、不思議なもので、楽しいことやうれしいことがなくても、鏡に向かって「笑顔」をつくると、脳が楽しいと錯覚して、幸せホルモンであるセロトニンを分泌し、ほんとうに楽しくなってしまうのです。セロトニンが分泌されると、ストレスがやわらぎ、自律神経の乱れもととのいます。しかも、つくり笑顔でも、口角を上げることで顔の筋肉がほぐれて血流もよくなります。さらに最近の研究では、**笑顔になることで、免疫力がアップする**効果があることもわかりました。

私たちは、大人になると、笑顔をつくるのすらめんどうになり、楽しいことがあっても、笑顔になったり、声を出して笑ったりすることがなかなか少なくなります。ある調査では、子どもは1日400回笑うのに対し、大人はわずか1日15回という報告もあります。

そこでおすすめしたいのが、**外出する前に、鏡の前で笑顔をつくる**ことです。鏡に向かってにっこりとすることで、その瞬間から気持ちも笑顔になります。そしてその笑顔は、その日一日、会う人へも向けられ、笑顔が伝播《でんぱ》することでしょう。

相手が笑顔になれば、あなたもまた笑顔に。幸せで上機嫌な人間関係が生まれるはずです。

THEME

8

目覚めのストレッチで一日を心地よく過ごす

朝起きると、ぐ～っと伸びをする人もいると思いますが、それには実は理由があります。犬やねこが起きて伸びをするように、「目覚めの伸び」は本能にインプットされているのです。

ではなぜ伸びをするのでしょうか？　一晩じゅう、全く同じ姿勢ではないですが、ずっと横になっているので、筋肉もこり固まっています。また、睡眠中は心拍数が下がり、血流も控えめです。

そこで、朝起きて伸びをすることで、**筋肉をほぐして血液の循環をよくし、眠っている体を起こしてくれる効果**があるのです。

そこで、ぜひみなさんに試してほしいのが、「伸び」を一歩発展させた**「ツイスト・ストレッチ」**です。やり方はとても簡単です。この目覚めのストレッチをすることで、自律神経のスイッチが入って交感神経が優位になり、一日を気持ちよくスタートできるうえ、心地よさが一日持続します。

また、このストレッチは腸に心地よい刺激を与え、腸のぜんどう運動が活発になります。朝の快便へとつながり、おなかもスッキリ！　気分も明るくなってくるはずなので、ぜひ試してみてください。

〈ストレッチのやり方〉

①布団にあおむけになったまま、ひざを立て、両手を横に伸ばし、手のひらを上に向けます。

②息を吐きながら、ひざをそろえたまま左に倒し、息を吸いながら元に戻します。反対側も同様に。

THEME

9

良質のオイルで便秘予防
毎日快便バナナうんちを

「便秘」というと、女性に多いというイメージがあります。便秘の原因には、運動不足、ストレス、睡眠不足、食生活の偏り、アルコール、ダイエットなどさまざまな要因があげられます。最近では、コロナ禍で在宅勤務になって運動量が減ったり、先の見えない不安やストレスなどで腸の調子が悪くなったりして、男性でも便秘になる人がふえています。便は1日1回出るのが理想ですが、二、三日に1回でも定期的に排便しているのであれば問題ありません。

理想的な便は、いわゆる「バナナうんち」。表面がなめらかでスルッと出て、ほどよいかたさの便です。コロコロとした便は水分不足、やわらかすぎる場合は、腸内の悪玉菌が多い証拠です。液状の場合は、感染症や食中毒の疑いもあります。

便がいちばん出やすいのは、なんといっても朝です。私たちが寝ている間は、副交感神経が優位になり、腸のぜんどう運動が活発になっています。そのため、朝、起きてコップ1杯の水を飲んだり、朝食を食べたりして腸を刺激したあとが、いちばん便が出やすいタイミングとなるわけです。

ですから**朝食後は、たとえ便意がなかったとしても、トイレに行って便座にすわるのを習慣化**しましょう。リラックスした状態で、「出なければ出ないでOK」くらいの気分でだいじょうぶです。

便意があってもなかなか出ないという人は、**朝食前にオリーブオイルやアマニオイルなどの良質なオイルを大さじ1杯飲む**ことをおすすめします。これらのオイルには、胃や小腸に吸収されにくい成分である「オレイン酸」が含まれ、大腸で腸壁を刺激してぜんどう運動を活発にし、まさに潤滑油となってくれるのです。飲むのは苦手という人は、ヨーグルトやサラダにかけて食べてもよいでしょう。

THEME

10

白米より玄米、食べ物は「白」より「茶色」を意識！

先にもご説明しましたが、食後の血糖値の上昇をはかる指標に、ＧＩ値（グリセミック・インデックス）があります。「低ＧＩ食品」という言葉を、みなさんも聞いたことがあるでしょう。

ＧＩ値は、小腸で吸収されやすいブドウ糖を１００として基準にした場合、それにくらべて、どれくらいの早さで吸収されるかを数字であらわしたものです。数字が高いほど早く吸収されやすい＝血糖値の急上昇をしやすい、ということになり、数字が低ければ吸収がおそい＝血糖値をゆるやかに上昇させるということになります。とはいえ、それぞれの食品のＧＩ値をいちいち調べるのはたいへんです。そこで、目安として**「白いものより茶色いもの」**と覚えておくといいでしょう。

主食であるご飯は、白米よりも玄米。白米のGI値は80ですが、玄米は55となります。白いパンのGI値は91、茶色い全粒粉のパンは50になります。

なぜ、これだけGI値が変わってしまうかというと、**お米もパンも、精製する過程で、血糖値の上昇をゆるやかにする食物繊維が多く含まれた胚芽がとり除かれてしまうから**です。玄米は白米の6倍の食物繊維があり、ビタミンEは12倍、ビタミンB_1は5倍もあります。全粒粉パンも、一般的な食パンにくらべて食物繊維やビタミンB群やミネラルが豊富。つまり主食の色を変えるだけで、同じ量でも、多くの食物繊維やビタミン・ミネラルを効率よくとることができるというわけです。

ほかにも白砂糖は、GI値が110と血糖値を急上昇させます。料理や飲み物に甘さをプラスするときは、はちみつやメープルシロップ、てんさい糖、アガベシロップなどがおすすめです。特にオリゴ糖はGI値が10と低く、食物繊維やミネラルが豊富。腸の調子をととのえてくれます。

THEME

11

1口20～30回、よくかむことで不安な気持ちも解消され、ご機嫌に！

「早飯、早ぐそ、芸のうち」という慣用句があるように、昔の武士や職人は、「早飯、早ぐそ、早支度」をたたき込まれていました。しかし、自律神経やご機嫌の観点から言うと、「早飯」はおすすめできるものではありません。できれば、1口につき20回から30回かむのが理想です。

人間は、一定のリズムを刻むと、副交感神経が優位になり、リラックス状態になれます。これは母親の胎内にいたときに、母親の心臓のリズムを聞いていたからだと考えられています。そこで、食事のときに、一定のリズムでかむことで副交感神経が優位になり、食事をリラックスして楽しむことができます。

さらによくかむことで、唾液が出やすくなります。唾液には消化酵素が含まれるので、よくかむことで胃での分解吸収を助けることができます。また、唾液の分泌がふえると、唾液の抗菌作用でむし歯、歯周病、口臭を予防することにつながります。

よくかむことでヒスタミンという物質も分泌されます。このヒスタミンには、内臓脂肪を分解し、満腹中枢を刺激する働きがあります。そのため同じ量を食べたとしても、よくかんで食べたほうが満腹感を得られるので、ダイエット効果や食べすぎ防止効果があるのです。

そして、このヒスタミンが分泌されて満腹中枢が刺激されるまで20分ほどかかるので、「もうちょっと食べたいな」程度の量でストップしておくと、食後のお茶を飲むころには、満腹感を得られるようになります。マスク生活が長引き、表情筋を動かさなくなったため、顔のたるみ「マスク老け」もふえています。**よくかむことで表情筋が鍛えられ、小顔効果にも**つながります！

13

昼食前に水を飲んで午後の眠気を防止

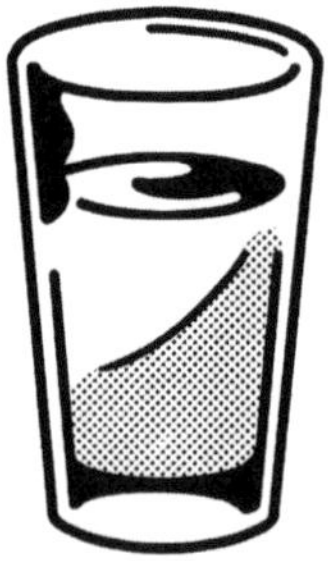

第2章

昼の上機嫌な過ごし方

THEME

12

短い仮眠「パワーナップ」で午後の上機嫌をチャージしましょう

「パワーナップ」とは、短い睡眠の意味である「ナップ」と、「パワーアップ」をかけ合わせた造語で、最近、大手企業が続々と導入している仮眠制度です。

企業内に仮眠室を整備し、社員に積極的に仮眠をとってもらった結果、疲れがとれたり、判断力・集中力がアップしたりして午後の仕事の効率がよくなったというデータも。

スペインやギリシャ、ポルトガルなどでも「シエスタ」という昼休憩の習慣がありますが、シエスタは必ずしも昼寝をするわけではなく、散歩をしたり、映画を見に行ったり、趣味の時間にも使うので、アクティブに過ごしている人もいます。

パワーナップは昼12時から15時の間に、昼食後の副交感神経が優位になって眠けを感じるタイミングで、15分から30分程度の仮眠を積極的にとることです。寝落ちをしてしまうというより、自分の意図で眠るという意味で、眠けをがまんしつつも寝落ちしてしまう居眠りなどとも異なります。

パワーナップの方法は、**イスにすわって背もたれにもたれたり、机に伏せたりして寝る**だけ。横になってしまうと、本睡眠になってしまい、夜の睡眠に影響が出てしまうので避けましょう。いわばパソコンのスリープ状態だと思ってもいいかもしれません。**目をつぶってボーッとするだけでも効果**があります。

仮眠の前には、あたたかいミルクティーやカフェオレを飲むのがおすすめです。なぜならミルクに入っている成分「トリプトファン」で眠りに入りやすくなるからです。さらにコーヒーや紅茶に入っている「カフェイン」で、目覚めもすっきりします。もし仕事や用事で仮眠がとれないという場合は、昼食を軽めにしましょう。

THEME 13

昼食前に水を飲んで午後の眠けを防止

「昼食後は、どうしても眠けに襲われる」という人も多いでしょう。朝食後や夕食後は眠くならないのに、なぜ昼食後に限って眠くなるのでしょうか？

これにはいろいろと理由があります。1つは人間の体内時計の周期で、起きてから8時間後に眠くなるリズムがあるからです。ですから、朝6時に起きた人は14時ごろ、ちょうどお昼ご飯を食べ終わって1時間くらいしたときが眠くなる時間帯なのです。

また、食事中は交感神経が優位になりますが、そのあと、消化器官が働くタイミングで副交感神経優位に急転換し、腸のぜんどう運動が活発になって、胃腸の消化や吸収の働きを助けます。この副交感神経への急転換が、眠けに襲われる原因となるわけです。このタイミングに46ページで紹介した15分から30分の仮眠「パワーナップ」ができれば望ましいのですが、会議やミーティングなどで、なかなかそういうわけにはいかないという人もいるでしょう。

午後の心の状態やパフォーマンスを維持するためにおすすめなのが、**昼食の前にコップ1杯の水（150～200㎖）を、一気に飲む**ことです。なぜなら**水を1杯飲むことで、「胃結腸反射」が起き、胃腸のぜんどう運動のスイッチが入って副交感神経が優位になる**からです。先に副交感神経を優位にさせておくことで、食後の副交感神経への急転換を予防し、睡魔を防ぐことができます。

また、水を飲んで腸の準備運動をしておくことで、そのあとの食事の消化吸収を助けてくれます。さらに食事は、腹六分目ぐらいに抑えることもポイントです。しっかりよくかんで食べれば、腹六分目でも十分満足することができます。

THEME

14

おやつはドライフルーツで食物繊維を補給

食事は、朝食・昼食・夕食と規則正しく食べるのが基本ですが、これにプラスしてほしいのが、**10時と15時のおやつ**です。

間食はダイエットの大敵と思われがちですが、そんなことはありません。砂糖やバターなど生クリームたっぷりのケーキや、ポテトチップスといったスナック菓子の食べすぎが、腸の悪玉菌をふやしてしまうのが問題なだけで、**間食自体は自律神経をととのえるためには、とても大事**です。

特に15時のおやつタイムは、疲れがたまってくるころです。おなかがすくとイライラしてきますから、ご機嫌をとるためにもそんなときには少量のおやつを食べましょう。副交感神経が働き、心も体もリフレッシュすることができます。

そこで、**おやつにおすすめしているのが「ドライフルーツ」**です。最近では、コンビニでもマンゴー、パイナップル、ぶどう、プルーン、いちじく、デーツなど、さまざまな種類が売られています。干し梅なんかもいいでしょう。

なんといってもドライフルーツは、食物繊維が豊富です。食物繊維には腸のぜんどうを促す「不溶性食物繊維」と、便をやわらかくする「水溶性食物繊維」の2種類がありますが、ドライフルーツはこの2つの食物繊維をバランスよく含んでいるので、便秘解消にも役立ちます。

ドライフルーツは、乾燥させることで甘みが凝縮。自然の甘さを感じることができます。さらに、ビタミン、ミネラル、高血圧予防につながるカリウムなども含まれています。ただし、どんなに体によいものでも食べすぎは厳禁。片手にちょこんとのるくらいの量を目安にしましょう。

THEME

15

完全栄養食のチョコレートにはストレス解消効果も

小腹がすいたときのおすすめとして、51ページでドライフルーツを紹介しましたが、ほかにもおすすめがあります。それはチョコレートです。

チョコレートには、完全栄養食といっても過言ではないくらい、すばらしい栄養素がたくさん含まれています。カカオポリフェノールには抗酸化作用があり、悪玉コレステロールの酸化を防ぎ、腸の調子をととのえるのに役立ちます。また、血管を広げて血流をよくする効果もあるので、動脈硬化の予防んびもつながります。さらに肌のシミやシワを抑える美容効果も期待できます。

チョコレートの原料となるカカオ豆の50％は脂肪分ですが、主成分のステアリン酸は、低カロリーで血中コレステロールを下げる効果があります。ほかに「テオブロミン」という鎮静作用のある成分もあり、こちらは、ストレス解消効果にも有効です。ほかにも保湿効果のあるオレイン酸、日やけ止め効果のあるビタミンE、さらに食物繊維や、マグネシウム、亜鉛、鉄といったミネラルも豊富。うれしい成分がたくさん入っています。

ただし、市販品のチョコレートは、一般的なものの場合、カカオの含有量は30～40%です。また準チョコレートと表記されているものは、カカオの含有量が少なく、砂糖や植物性油などが多く含まれています。チョコレートを買うときは、**カカオ成分が70%以上の高カカオチョコレートを選ぶ**ようにしましょう。最近では、高カカオチョコレートに乳酸菌やビフィズス菌、オリゴ糖、鉄、GABAといった成分をプラスした機能性チョコレートなどがあり、種類も豊富です。

またアーモンドやくるみといったナッツ類も、ビタミンや食物繊維、ミネラルが豊富なので、チョコ同様、おやつやワインなどの晩酌のお供にしてもいいでしょう。

THEME

16

イライラしたときはガムをかんでリラックス

いやなことがあったりイライラしたりしたときなど、つい甘いお菓子を食べたり、お酒を飲んだりしがちですが、そんなときは、ガムをかむのがおすすめです。

アメリカのメジャーリーグの選手が、よくガムをかんでいますが、**ガムをかむと、脳からα波が出る**ことがわかっています。α波は、深い瞑想をしたときやぐっすり眠っているときに自律神経に見られる脳の波で、副交感神経が非常にリラックスしている状態です。これはガムをかむことで一定のリズムが生まれ、それが副交感神経に働きかけるからだと考えられます。

さらに、ガムをかむと**脳の血流がよくなり、小脳や前頭葉の運動野で血流が10**

%から40%もアップしていることがわかりました。運動野は、運動をコントロールする部位です。つまり、ガムをかめば**「α波でリラックスしつつも脳が活性化して集中している状態」**が得られるというわけです。まさに自分の機嫌をとるために、有効活用したいアイテムがガムと言えるでしょう。ほかにも脳が刺激されることで眠け防止にもなりますし、認知症の予防にもつながります。

また、ガムをかむことで感染症予防の効果があることも、研究によりわかりました。ガムをかむと唾液の分泌が促進され、感染症の予防を担う免疫物質であるIgAが、通常時の2・5倍分泌されるのです。

ガムは、不安を感じたときやイライラしたときに、1回5分を目安にかむのがおすすめです。また、むし歯予防などでしたら、毎食後、キシリトール入りのガムをかむとよいでしょう。寝る前にガムをかめば、副交感神経が優位になって自律神経がととのい、快適な睡眠も得られます。

THEME

17

ネガティブワードはNG、ポジティブワードで前向きに

「体は食べたものでつくられ、心は聞いた言葉でつくられ、未来は話した言葉でつくられる」

こんな言葉を聞いたことがある人もいるでしょう。昔から、「言霊《ことだま》」というように、口に出した言葉が現実になるのは、言葉で自分に暗示をかけているからです。

「でも」「だって」「どうせ」「無理」「最悪」「ありえない」といった否定語、「最近、ついてないなぁ」というような言葉を口にしていると、「なんで私ばっかり」と、気分も落ち込んでしまいます。

「どうせ無理だろう」と、そんな気持ちで行動を起こせば、やっぱり失敗してしま

う確率も高くなります。「だから無理だと思ったのに」と、ますます落ち込んでしまい、負のスパイラルに突入します。これでは上機嫌どころではありません。

そこでたいせつなのが、**ポジティブワードを口にする**ことです。沖縄の方言では「なんくるないさ」、中国語では「無問題《モウマンタイ》」、タイ語では「マイペンライ」など、まずは心配事があったり、困難に直面したときも「だいじょうぶ！」という気持ちを持つために、**実際に「だいじょうぶ！」とポジティブワードを発することがたいせつ**です。「だいじょうぶ！」と言うことで、不思議とだいじょうぶな気がしてきます。

さらに、日ごろからネガティブワードが口グセにならないよう、ポジティブワードを積極的に使うようにしましょう。「なんとかなる」「まあ、いっか」といった自分に対する言葉以外にも、家族や友人に対してもポジティブワードを送りましょう。「ありがとう」「感謝！」「信じてるよ」「あなたのおかげ」「すごく助かりました」などポジティブワードで、あなたも周りも、明るく楽しく過ごすようにしましょう。

THEME
18

疲れたときや休憩時間には空を見上げてリラックス

現代人は、終日パソコン、スマホ、タブレットなど電子機器に囲まれて生活をしています。しかも在宅ワークなどで一日じゅう家にいることもふえました。買い物もオンラインで注文して届けてもらい、食事もデリバリーを利用、気がつくと二、三日、家から一歩も出ていないなんてことも。

このような生活は、便利ではあるものの、電子機器で交感神経ばかりが刺激されて副交感神経の出番が少なくなり、知らず知らずのうちにストレスがたまってしまい、上機嫌な状態の自分とは遠ざかったものになってしまいます。

そんな状態を解消するには、山や海など自然に囲まれた場所で、思いっきり新鮮な空気を吸うのが一番。樹木の香り、鳥のさえずり、川のせせらぎに五感も刺激されます。「森林浴」という言葉があるように、植物に含まれるフィトンチッドには呼吸を深くして自律神経をととのえる効果があり、森を歩くことでもストレスホルモンの数値を改善させることがわかっています。

とはいえ毎日森林浴ができる環境の人は、なかなかいないでしょう。そこでおすすめなのが、**空を見上げる**ことです。ベランダや庭などに出るのや、都会のビルの谷間でもかまいません。流れる雲を、ぼーっと見るのです。実は、この**「ぼーっとする時間」は、「デフォルト・モード・ネットワーク（DMN）」**といい、医学的には**脳内の情報が整理され、想像力が高まる**ことがわかっています。

仕事や家事で疲れたり、なんとなく集中力がとぎれたりしたときには、5分でもいいので、外に出て空を見上げてみてください。きっとすっきりして、そのあとの作業もはかどるはずです。

THEME

19

おしゃれをして街に出かけましょう

日本では、年齢とともにおしゃれをする人が減ってくるように感じます。欧米では70歳を過ぎてもミニスカートにハイヒールでさっそうと歩いたり、赤い口紅を塗ったり、ファッションやメイクを楽しんでいる人が多い印象です。日本では、ピンクなどかわいらしい色の服を着るだけで、「いい年をしてみっともない」と陰口をたたかれてしまうこともあります。

しかし**「おしゃれ」は、自分の機嫌をよくするための特効薬**だと私は思っています。なぜなら、おしゃれをしようと思ったら、日々アンテナを張ってテレビや映画を見たり、ファッション雑誌や街を歩く人をチェックしたりして、ことしはどんなものがはやっているか、次はどんな服を買おうかなどと考えるだけでワクワクするからです。この**ワクワク感が自律神経をととのえるのに役立つ**のです。

日本でも以前、大人の男性向けファッション誌が創刊され、最近では「イケオジ」という言葉もありますが、中高年になるにつれてファッションに興味がなくなり、洋服選びを奥さんにまかせている男性も多いのではないでしょうか。

女性でも男性でも、何からおしゃれをしていいかわからないという人は、まずは**同年代で自分がすてきだなと思うファッションをしている人をお手本に**しましょう。お気に入りの服を着れば、姿勢がシャキッとし、気分も上がります。

洋服でなくても、時計、帽子、かばん、靴などの小物でもいいでしょう。

洋服ではチャレンジしにくい柄や色でも、スカーフやハンカチといったものなら気軽にとり入れることもできます。

THEME

20

1日15分のセロトニン散歩で夜の睡眠の準備をしましょう

夜、なかなか眠れなかったり、眠りが浅かったりすると、昼間なかなか活動的になれません。しかしそんなときにこそぜひ行ってもらいたいのが、昼間の散歩です。

ぐっすりと眠るためには、**睡眠ホルモンであるメラトニンが不可欠です。そして、そのメラトニンの材料となるのがセロトニンという物質**です。このセロトニンは、別名「幸せ物質」ともいわれています。セロトニンは朝日を浴びることで分泌されますが、それ以外にも、**ウォーキング、ジョギング、ヨガの呼吸法、ガムをかむといった一定のリズミカルな動きをすることでも分泌**されます。

そして、そのセロトニンの分泌を促してくれるのがビタミンDです。

ビタミンDは、魚類やきのこ類に多く含まれている栄養素で、食事から摂取するほか、日光を浴びることで、体内で生成することができます。

1日に必要なビタミンDは15マイクログラムで、そのうち食事から得られるのは5・5マイクログラム程度です。そこで、残りの10マイクログラムを日光浴によって生成することが必要なのです。必要な日光浴の時間は、季節や紫外線の量によって変わってきますが、15分から30分が目安です。

そこで、**1日15分「セロトニン散歩」を習慣にする**のがおすすめです。好きな音楽を聴きながら散歩するのも、自律神経をととのえて上機嫌な状態にするのに有効です。ビタミンDを生成するために、全身に紫外線を浴びる必要はありません。太陽に手のひらをかざすだけでも生成されます。紫外線の浴びすぎは、逆にシミ、シワ、目への悪影響もあるので、日やけ止めのクリームを顔や首に塗り、帽子や日傘などで紫外線対策をするようにしましょう。

THEME

21

ランチは腹六分目から七分目
野菜から食べて眠けを防止

昼食後に眠けが襲ってくるのは、食事中に交感神経が優位になり、それが食後に急降下して副交感神経が優位となるからです。

これを防ぐには、49ページでお話をしたように、食事の前にコップ1杯の水を一気に飲むこと、腹六分目にすること、よくかんで食べることの3つですが、もう1つおすすめの方法があります。それは、**野菜から食べる**ことです。

「ベジファースト」という言葉が定着しましたが、これは**食事の順番を、生野菜→タンパク質→炭水化物にすること**です。

野菜には食物繊維やクエン酸といった成分が含まれていて、糖の吸収を抑え、血糖値の急上昇を抑える働きがあります。急激な血糖値の上昇は自律神経が乱れる原因になりますから、できるだけ血糖値の上昇をゆるやかにすることがたいせつです。野菜を食べたあとに、肉や魚といったメインのおかずを食べ、ご飯やパンといった炭水化物に進むことで、炭水化物のとりすぎも予防してくれます。

また「昼間はいくら食べても太らない」というイメージがあるためか、中高年になって健康を意識し始めると、**「朝は軽め、昼はガッツリ、夜は晩酌とつまみで炭水化物抜き」というパターンになる人が多いですが、自律神経の観点からすると、これはNG**です。理想の配分は、朝：昼：夜＝4：2：4の割合です。この割合がむずかしければ、4：3：3、もしくは3：3：4でもかまいませんが、**昼にウエイトをおかないことがポイント**です。

朝食をしっかりとれば、昼間にそれほどおなかがすくことはありません。午後を活動的かつ上機嫌に過ごせるように、ランチは軽めにすませましょう。

THEME

22

いつもとちょっとだけ行動を変えてみましょう

コロナ禍で私たちの日常生活が大きく変わり、そして自分の意志とは反する大きな流れにのみ込まれ、心身ともに疲弊している人も多いでしょう。この3年間はまさに濁流の中でもがいていたようなもの。当然、自律神経にも悪い影響が出て、心も体も調子が悪くなってしまいます。そんなときこそ、自分の生活の中に**「小さなリセット」をつくることで、流れをよい方向へ、そして上機嫌な自分へともっていく**ことがたいせつです。

抽象的な話になってしまいましたが、むずかしい話ではありません。私の場合は、60歳を過ぎてから散歩などをしたときに、自分が気に入った瞬間を写真で撮って、

1日1枚SNSにアップするようにしました。

「きょうはどんなすてきな瞬間に出合えるかな?」と思うと、ワクワクします。ほかにも、全く知らない駅で降りて、その街を歩いてみるのもおすすめですし、駅から自宅までの道を、いつもと違うルートにするだけで、新しくできたお店を発見したり、だれかの家の庭の花がきれいに咲いていたり、ちょっとした出会いや感動があります。このように、**いつもと違う行動をすることで、自分の心にも変化が起きて、これまでの気持ちをリセットする大きなきっかけになる**のです。

毎日同じことの繰り返しでは、何も刺激がありません。一日じゅう副交感神経が優位となった状態で、ヤル気も何もなくなり、気分もよけいへこんでしまいます。

たとえば、いつも行くコンビニとは違うコンビニに行ってみたり、ホテルビュッフェで優雅な朝食をとったりと、ちょっとでもいいので、ふだんと違う日を過ごしてみてください。

THEME

23

神社や美術館。自分だけのパワースポットを見つける

ここ最近の習慣ですが、私は月1回くらい、神社に行くようにしています。すごく疲れていても、木々に囲まれた静寂の中にたたずむ神殿を前にすると、気持ちがすっきり落ち着き、リセットされます。

神社以外にも、美術館に休日出かけることもあります。アートが特別好きというわけではないのですが、美術館は身近で非日常が感じられる場所だからです。特に大きな美術館の高い吹き抜けや、白い一面の壁などは魅力的で、あの独特な空間にいると、自分が別世界に来たような気持ちになります。そして、アートに集中していると、ふと、自分を見ているもうひとりの自分の視線が生まれます。

人間は、日々の忙しさに追われているときは、交感神経だけが働いて、自律神経が乱れています。「息をつくヒマもない」といいますが、実際に交感神経が優位になると血管が収縮して、呼吸も浅くなって息がしづらくなってしまいます。

しかし、その状態から救ってくれるのが、**自分を客観視する視線**です。ヨガや瞑想のように**無の状態になる**のも、ある意味同じかもしれません。この状態になると、**副交感神経が優位になり、リラックスすることができる**のです。

神社、美術館、はたまた絶景が見える場所など、疲れたときは自分が「心が洗われる」と感じるところへ出かけるとよいでしょう。ご先祖さまのお墓掃除や仏壇の掃除も、終わったあとにすっきりさわやかな気持ちになれるのでおすすめです。

月曜日の朝から「なんだか疲れがとれないな」「1週間が長いな」と電車に乗って会社に行き、週末は家でダラダラ過ごしていては、疲れがたまる一方です。ぜひ自分だけのパワースポットで、元気をチャージしてください。

29

寝る前の3行日記で
心のデトックス

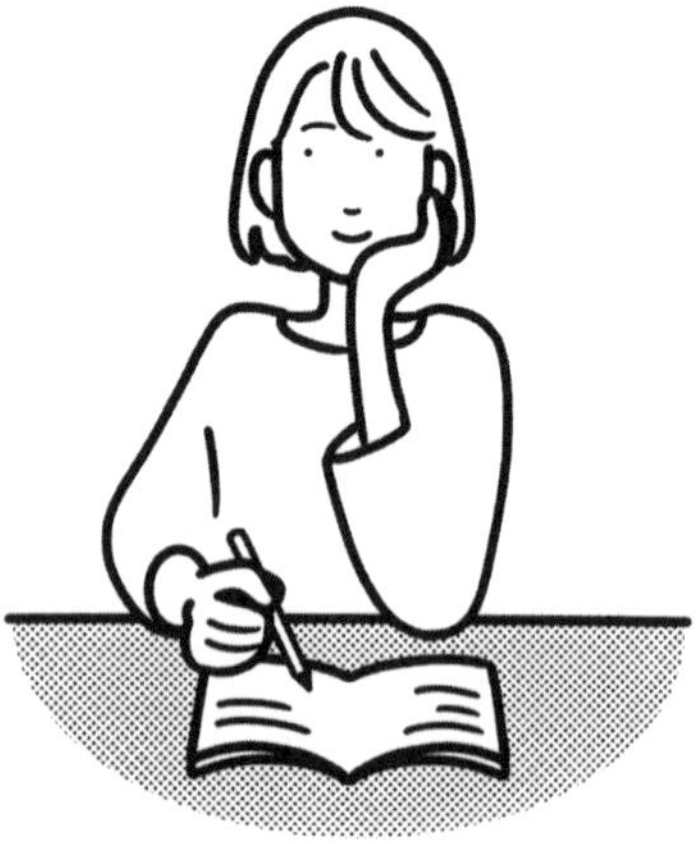

第3章

夜の上機嫌な過ごし方

THEME

24

夕飯は、おいしいものを優先 ゆっくりよくかんで

一日の終わりとなる**夕食は、「自分が食べたいものを食べる」のが基本**です。

腸は「第二の脳」といわれるように、腸と脳は約2000本の神経線維でつながっていて、情報伝達物質を通してやりとりをしています。

ですから、特に気分が落ち込んでいるときに、自分の好きな食べ物やおいしいものを食べると上機嫌になりますし、そのいい影響が再び腸にも伝わり、腸の調子もよくなります。逆に、健康にいいからという理由だけで、自分が嫌いなものをがまんして食べていると、ストレスとなって自律神経が乱れ、腸内環境も悪化し、肌荒れや吹き出物が出たり、体もだるくなったりしてしまいます。

「好きなものばかり食べていていいの？」と思うかもしれませんが、**体の声に耳をかたむけると、自然と体が必要としているものがほしくなるものです。**

みなさんも、お肉がつづくと「魚が食べたい」とか、体が冷えていると「あたたかいものを食べたい」とか、「きのうは食べすぎたから軽くサラダだけにしようかな」という経験があるでしょう。

意外とコンビニスイーツなどの新商品は、目がほしいだけで、体がほしいわけではなかったり、ジャンクフードやファストフードも、食べたいというより、手近ですませられるからという理由で選んでいることも多いのです。

さらに、これは夕食だけではありませんが、食事の時間はいつもより10分多くとるようにしましょう。たとえばこれまで30分かけていた人は、40分かけるというぐあいです。ゆっくりとよくかむことで、副交感神経の働きがよくなり、消化吸収を助けます。

THEME 25

朝バナナだけじゃない！食事前のバナナファースト

以前「朝バナナダイエット」がブームになりました。バナナ1本は、約86キロカロリー。ご飯茶わん1杯分や食パン1枚分にくらべると半分以下ですので、朝食をバナナ1本にし、ほかの2食を食べすぎなければ、当然、体重は減っていきます。

しかし**バナナダイエットの肝は、「レジスタントスターチ」にあります**。レジスタントスターチは、消化されない（レジスタント）スターチ（でんぷん）という意味で、消化されることなく大腸まで届きます。

さらに水溶性食物繊維と不溶性食物繊維2つの役割をあわせ持つため、「ハイパー食物繊維」という異名もあります。

このレジスタントスターチは善玉菌のエサとなります。そして善玉菌が作り出す短鎖脂肪酸は、脂肪が体に吸収されにくくし、代謝を高める効果があるのです。さらに、GLP－1という食欲を抑制するホルモンの分泌も促します。

朝バナナダイエットは1日1本でしたが、私の**おすすめは1日2本、食事の前の「ベジファースト」ならぬ「バナナファースト」**です。朝昼晩の3食のうち、2回、バナナを食事の30分前に食べると、**満腹感が得られて食べすぎ防止**にもなりますし、食後の血糖値を抑えてくれる効果もあります。さらにバナナに含まれるガンマアミノ酪酸（GABA）はリラックス効果があるので、自律神経をととのえるのにも役立ちます。

バナナであれば、外出時や職場でも、手軽に食べることができます。もちろん、バナナを食べる分、主食の炭水化物はふだんの半分程度に減らしましょう。

バナナに含まれるレジスタントスターチは、バナナが熟すにつれて含有量が減るので、バナナを買うときは、茎が緑っぽくなっている若いバナナを選びましょう。

THEME

26

2つの食物繊維をとって腸の調子をととのえる

心身ともに上機嫌に過ごすためには、「快食」「快眠」「快便」が欠かせませんが、腸の調子をととのえて、便秘予防や便秘解消に役立つのが食物繊維。食物繊維はそもそも炭水化物の一部。糖質と食物繊維を合わせたものが炭水化物といわれます。そして、食物繊維には水溶性食物繊維と不溶性食物繊維の2種類があります。

水溶性食物繊維は水にとけやすく、便をやわらかくする働きがあります。不溶性食物繊維は水にとけない食物繊維で、水を吸って数倍から数十倍にふくらみ、腸を刺激してぜんどう運動を促したり、満腹感も得られたりします。そのため、**便秘のときは水溶性食物繊維を多くとることがたいせつ**です。便秘のときに不溶性食物繊維をたくさんとってしまうと、おなかが張って苦しくなってしまいます。さらに不溶性食物繊維が便の水分を吸収するので、便がかたくなって排出しづらくなってしまいます。

そこで、水溶性食物繊維と不溶性食物繊維を8：2の割合で食べることで、ベストな腸の状態をキープすることができます。

水溶性食物繊維は、**海藻、きのこ類、いも類のほか、山いも、オクラ、モロヘイヤ、納豆、なめこ、めかぶなど、ねばねば食材**に多く含まれています。このねばねば成分は、胃や腸をおおう粘膜に似ているため、胃の粘膜を保護してくれる役割もあります。ほかにもタンパク質の分解を促進したり、血糖値を抑えたりする効果もあります。

不溶性食物繊維を多く含む食べ物は、バナナ、ごぼう、こんにゃく（市販）など。とはいえ、どんな食材にも水溶性食物繊維と不溶性食物繊維のどちらも含まれているので、積極的に果物や野菜をとり、ねばねば食材をプラスすればＯＫです。

THEME

27

動物性タンパク質は自律神経の材料になる！

自律神経の原料となる栄養素は、タンパク質です。その中でも肉や魚、卵などに含まれる動物性タンパク質には必須アミノ酸の種類が豊富で、植物性タンパク質よりも断然おすすめです。

元気を出したいときに「焼き肉を食べに行こう！」とか、「おすしを食べたい」と思う人も多いと思いますが、良質の動物性タンパク質は、自律神経の働きを高めてくれるので、理にかなった選択なのです。

ほかにもタンパク質は、私たちの骨や筋肉をつくるために欠かせない栄養素ですから、毎日必ずとりたいものです。

しかし、注意しなければいけないのが、「あぶら」です。肉や魚などの動物性食品には必ず脂肪がついています。脂肪をとりすぎると、肝臓にたまって中性脂肪がふえたり、血液中で脂肪が酸化して腸内環境の悪化にもつながったりします。そこで、お肉の場合は牛の赤身肉や鶏胸肉といった、脂肪の少ない部位を選ぶのも一つの方法ですが、脂肪の酸化を防ぐ、**抗酸化作用の高い食品をいっしょにとる**のもおすすめです。

抗酸化成分は、野菜や果物に多く含まれています。**緑黄色野菜**に多く含まれるβ-カロテンやビタミンC、**ナッツ類やかぼちゃ、大根の葉**に多く含まれるビタミンE、**赤ワインやなす**など紫の色素のアントシアニン（ポリフェノールの一種）などが代表的です。

そこで、ステーキのつけ合わせに緑黄色野菜のソテーを添えたり、焼き魚に大根おろしを添えたり、焼き肉のときにはサンチュやキムチなどといっしょに食べるなど、積極的に野菜を意識して食べるようにしましょう。

THEME
28

寝る前のスマホは禁止 脳をゆっくり休めましょう

昔のサラリーマンは、電車の中で新聞を折りたたんで読んでいましたが、最近ではそういった光景は見られなくなり、ほとんどの人はスマホでニュースを見たり、ゲームをしたり、動画を見たり、SNSをチェックしたりしています。

いつでもどこでも調べ物ができたり、情報を得たりできるので、スマホには便利な面がありますが、特にSNSなどはほかの人とくらべて落ち込んでしまったり、誹謗や中傷などを目にして、こちらまでいやな気分になってしまったりするなど、自律神経を乱すツールになっているといっても過言ではありません。

家に帰っても、見のがし配信や録画していた動画を見たり、タブレットでなんとなくネットサーフィンをしたりと、現代人は情報を簡単に手に入れられる分、情報過多になりがちです。

そうなると、脳のキャパシティーをオーバーしてしまい、ストレスになったり、情報に振り回されたりしてしまいます。

みなさんも、ちょっとスマホをチェックするつもりが、気がついたら1~2時間たっていたなんてこともあるのではないでしょうか？

本来、**寝る前の3時間は、脳を休める時間**です。日中、優位になっていた交感神経が副交感神経と入れかわり、質の高い睡眠をとるための準備時間だからです。

そんな時間帯に、SNSの情報などで脳を刺激し、交感神経を刺激してしまえば、なかなか寝られなくなってしまいます。

もちろん、「家族が寝てからの時間が自分の時間」と動画を楽しむ人もいるでしょうが、スマホやパソコンなどの画面の光はブルーライトといって交感神経を刺激します。そういった楽しみは、**いつもより早起きをして朝にする**ようにしましょう。

THEME

29 寝る前の3行日記で心のデトックス

新年に日記帳を用意しても、三日坊主で終わる人も多いのではないでしょうか。実は**日記には、自律神経をととのえ気持ちをおだやかにする働きがあります。**

私がアイルランドに留学していたときに、同僚の医師から日記を書くことをすすめられました。その日記の内容は、①失敗したこと、②よかった出来事、の2つのみ。彼は、「失敗したことを最初に書くのは、医師として謙虚な気持ちを忘れないため。そして、よかった出来事を書くのは、どんな失敗があったとしても、あしたは頑張ろうと前向きな気持ちになるため」と教えてくれました。

そこで、みなさんにおすすめするのが、それをアレンジした「3行日記」です。

以下は、私が1日の終わりに毎日書いているものです。

1行目……きょう、いちばんストレスを感じたこと

2行目……きょう、いちばん感動したこと（感謝したこと）

3行目……あしたの目標（やるべきこと）

たったこれだけでOKです。スマホやパソコンではなく、**手帳やノートに手書きで書く**ようにしましょう。なぜなら自分で書いた文字のほうが、心に刻まれやすいのと、書道のように、文字を書くことで心を落ち着かせる効果があるからです。

みなさんも夜、布団に入って、きょうあったいやな出来事を思い出してモヤモヤしたり、だれかの言動を思い出してイライラしたり、ああすればよかったと後悔して、なかなか寝つけなくなってしまったりしたこともあると思います。

しかし、そういったマイナスの思いは、3行日記で吐き出すことでデトックスができます。心地よい眠りにつく手助けとなるので、ぜひ実践してみてください。

THEME

30

レシートや領収書など財布の整理をしましょう

最近は、さまざまな電子マネーなどでキャッシュレス決済化が進み、若い人の中にはお財布を持たない人もふえていますが、全くお財布を持たないというのは不安なものです。

財布といえば、10年以上前になりますが、『稼ぐ人はなぜ、長財布を使うのか?』という本がベストセラーになったことがあります。その理由はいろいろあると思いますが、**自律神経の観点からすれば、「長財布は、お札を出し入れしやすく、整理がしやすい」ことがポイント**ではないかと思います。

お札と小銭を分類して入れることで、お金の出し入れをスムーズにしたり、クレジットカードやポイントカードを一目でわかるように収納できるのが長財布の特徴。会計のときにあたふたするなど、日々のちょっとしたストレスを排除するための財布を選ぶ人は、仕事も効率よくこなすことができ、結果的にお金持ちにつながるのではないかというわけです。

その真偽のほどはさておき、実際、レジで財布を広げて、レシートの山をかき分けて紙幣を出したりポイントカードを探したりするのは、あまりスマートではありません。そこで**1日1回、夜寝る前にでも財布の整理をする**ことをおすすめします。

まずは不要なレシートを捨て、紙幣も向きをそろえて、千円札、5千円札、1万円札と種類ごとにまとめて残金を確認しましょう。また、有効期限の過ぎたポイントカードや割引券などもチェックしましょう。

通勤経路が変わったり、新しいお店ができたりなどすると、使うポイントカードも変わってきます。日々、財布の中を整理して見直すことは、あなた自身のお金の使い方や生活を見つめ直すことにもつながるので、ぜひとも習慣化しましょう。

THEME

31

気持ちよいあしたを迎えるために夜のうちに整理整頓を

「あしたできることは、きょうやるな」というトルコの格言があります。あしたできることを、なんでもかんでもきょうのうちに詰め込むのはよくありませんが、掃除や整理整頓だけは前日の夜にしておくのをおすすめします。

なぜなら、朝起きて、シンクに食べ終わった食器が山積みになっていたり、ソファの上にとり込んだ洗濯物が出しっぱなしになったりしていると、「これを片づけないといけないのか」と、どっと疲れが出てしまうからです。

しかし、ピカピカの台所や、すっきり片づいたリビングのテーブルを見ると、気分もよく、ご機嫌な状態で一日をスタートすることができます。

とはいえ、すみずみまで掃除をするのはたいへんです。ですから無理をせず、**1カ所でよいので「ここだけはキレイにする」という場所**を決めましょう。

たとえば、朝、お弁当作りをしている人は、シンクの中だけは何もない状態にするとかでもいいでしょう。ほかには、「リビングのテーブルの上だけは、物を出しっぱなしにしない」「洗面所の基礎化粧品や洗顔用品だけは、棚にしまう」「玄関の靴はすべて靴箱にしまう」など、どんなことでもかまいません。

夜に一日の終わりで疲れがたまった状態でソファにすわってしまうと、どっと疲れてしまいます。そこで、仕事から帰って疲れているときこそ、家に上がる前に、そのまま玄関の靴をしまったり、食後もお皿をシンクに入れた勢いで洗ってしまうなど、途中に小休憩をはさまないことがポイントです。

一度スイッチが切れると、再びスイッチを入れるのはたいへんですから、勢いで片づけ、そのあとにゆっくりとくつろぐようにしましょう。

THEME

32

お酒を飲むときは、同量の水といっしょに

中国の史書である『漢書』には、「酒は百薬の長」という記述があり、どんな薬よりもよく効く、体にいい飲み物とされていました。アルコールにはリラックス効果があり、適量であれば心筋梗塞や狭心症などのリスクを下げ、また、善玉コレステロールをふやし、動脈硬化の予防になるという研究報告もあります。

厚生労働省では、適度な飲酒量として、1日の摂取量を純アルコールで20g程度と指針を出しています（女性の場合は、約半分）。これは、ビールであれば中瓶1本、日本酒であれば約1合、ワインであればグラス2杯程度です。

適度な飲酒はリラックス効果もあり、ストレスも解消できます。

しかし、一方で吉田兼好は『徒然草』で「百薬の長とはいへど、万《よろず》の病は酒よりこそ起《おこ》れ」と書いており、実際にWHOでも飲酒は60種類以上もの病気の原因になっているとしています。

アルコールを摂取すると肝臓で分解されます。そして、分解するときに水分を必要とします。また、アルコールには利尿作用があるので、飲むとトイレの回数がふえ、脱水状態になります。血液中の水分も少なくなってドロドロに。さらにアルコールを飲むと交感神経が刺激されて血管が収縮するので、血流も悪くなってしまいます。

そこで、お酒を飲むときに実践していただきたいのが、**お酒と同量の水をチェイサーとして飲む**ということです。

水ではなく炭酸水でもかまいません。炭酸水は炭酸ガスの効果で満腹感を感じるため、飲みすぎや食べすぎも防いでくれます。

THEME

33

夕食は21時までに終えるようにしましょう

日中は、交感神経が優位になって活動的になりますが、夜にかけて、だんだんと副交感神経が優位になり、私たちの体は眠る準備に入ります。そのため、夜はいかに交感神経を刺激せず、リラックスした状態にできるかがポイントとなります。

そこで**夕飯は、最低でも寝る3時間前までに食べ終えるのが基本**です。**0時に就寝する場合は21時にには食べ終わっているようにし**ましょう。

また、夕飯の時間は早いに越したことはありませんが、食べたものが小腸を通り過ぎて消化吸収されるまで、だいたい5時間かかります。そのため、食事と食事の間隔を5時間はあけるようにしないと、胃に負担がかかってしまいます。

ですから、昼食を12時半に食べ終わった人は早くても17時半、14時に食べ終わった人は19時に食べるとよいでしょう。

さらに**食後3時間は、「腸のゴールデンタイム」**です。この時間は、副交感神経がだんだんと優位になり、胃腸が活発になり、腸のぜんどう運動もフル操業。昔から食べてすぐ寝ると牛になるといわれていますが、この時間帯に寝てしまうと、食後上がった血糖値が十分に下がりきらないまま脂肪となって蓄えられやすくなってしまいます。

さらに胃に食べ物が残った状態で横になると、胃酸が逆流をして「逆流性食道炎」を招く原因となります。

食後3時間は、副交感神経が優位になるといっても、まだまだ交感神経が幅をきかせている時間帯でもありますので、早めに夕食と片づけをすませ、ゆっくりとストレッチをしたり、入浴をしたり、夜のリラックスタイムにあてましょう。

そうすることで、副交感神経が優位となり、質のよい睡眠が得られます。

THEME

34

シャワーよりおふろ ぬるめの湯でゆっくりと

自律神経の交感神経と副交感神経は、シーソーのようなもの。常に2つがバランスをとり合っています。

夕食で活発になった交感神経は、寝るまでの3時間をかけてだんだんとしずまってきて、かわりに副交感神経が優位になっていきます。この副交感神経が最大のところで眠ることで、質のよい睡眠が得られます。そのため、この3時間でいかに交感神経を刺激せず、副交感神経を優位にさせるかが、気持ちよく眠るために重要です。

そんな**たいせつな夜の時間のポイントとなるのが「入浴」です。**

42度以上の熱いお湯につかるのが好きな人もいると思いますが、熱いお湯は交感神経を刺激します。血管を収縮させて血圧を高め、脳卒中や心筋梗塞などのリスクを高めます。

自律神経にとって理想的なのは、**39度から40度の少しぬるめのお湯に15分程度つかる**ことです。最初の5分は首までつかり、そのあとの10分はみぞおちのあたりまでにすると、心臓への負担も軽くなります。この入浴法なら、深部体温が38・5～39度になり、血行が促進されます。**夏はシャワーですませる人も多いですが、深部体温を上げるためには、夏でも39～40度のお湯につかることが大事**です。

入浴後は、ビールではなくコップ1杯の水を飲んで、水分を補うようにしましょう。また、スマホやテレビなど、交感神経を刺激するような行動も避けましょう。

部屋の照明を暗めにして、ゆったりとストレッチをしたり、好きな音楽（ただし、アップテンポではなく、スローな曲で！）をかけながら、ホットミルクやあたためた豆乳などを飲んだりして、のんびりと過ごしましょう。

43

1日1カ所30分の掃除を日課にしましょう

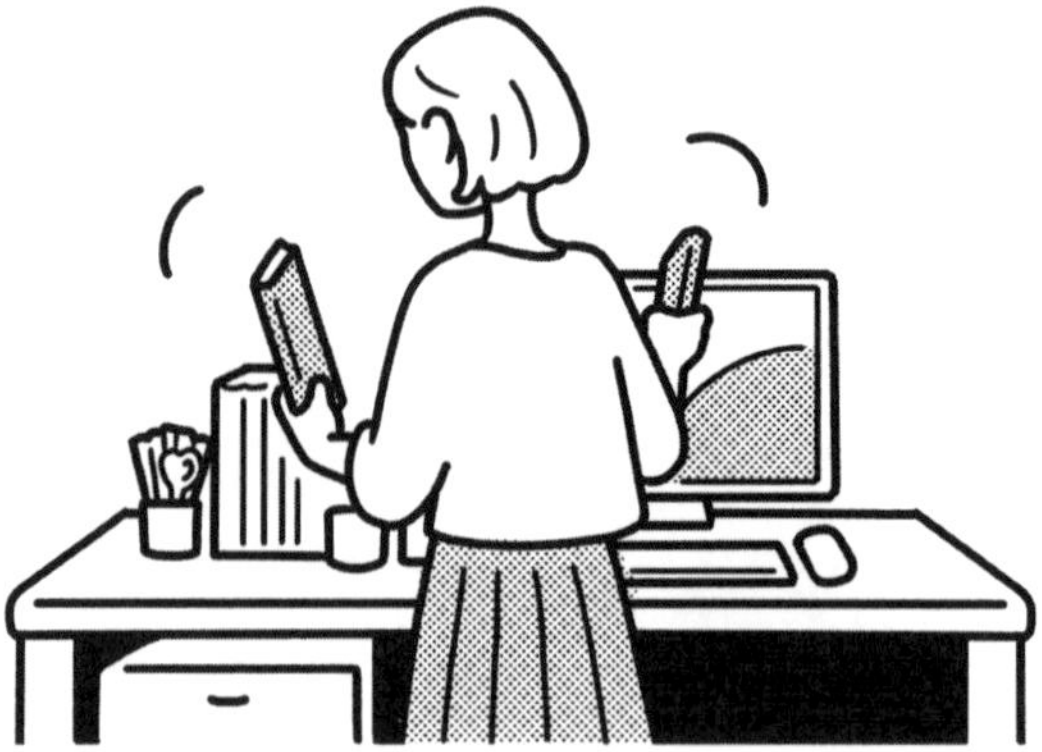

第4章

仕事への上機嫌な取り組み方

THEME

35

45分間、仕事をしたら15分の休憩をとりましょう

人間が集中できる時間にはリズムがあり、それが**「15・45・90の法則」**と呼ばれるものです。

最も高い集中力を持続できるのが15分、子どもでも集中できるのが、小学校の授業時間でも多い45分、そして、人間が集中力を持続できるのは最大でも90分。これより長い時間、仕事をしても、どんどん集中力が落ちてきます。

そこで私がおすすめするのが、**「45分集中して、15分休む」**という習慣です。その45分も15分×3のリズムを意識するとなおよいでしょう。

仕事中も、メールチェックをしたついでにネットを見て、気がついたら30分がた

っていたなんてことがないように、45分間は集中して、メールチェックなどもせず、目の前の決めたことだけをやるようにしましょう。

そして45分がたったら、15分のリフレッシュタイムをとります。コーヒーを飲んだり、席についたままでもできるようなストレッチをしたり、時間があれば軽く散歩をしたり、洗顔をしたりするのもおすすめです。

この45分集中&15分休憩のサイクルは、1時間のうち4分の1が休憩時間となるので、「こんなに休憩していていいの？」と思うかもしれませんが、いざ実践してみると、45分間で仕事がふだんの1・5倍から2倍はかどることもあるので、意外とふだんより早く仕事が終わったり、高い成果を得られることもあります。

仕事以外にも、プライベートの語学学習や掃除洗濯などの家事にも、ぜひこの45分&15分をとり入れてみてください。ダラダラせずオンオフのメリハリをつけることで心の中も整理され、充実した生活を送ることができます。

THEME

36

タスクをナンバリングして優先順位を決める

手帳に、その日のうちにやることを箇条書きにして、終わったタスクから横線で消していくという人も多いと思います。しかし、一日が終わってふり返ってみると、「あれをやるのを忘れていた！」なんてことはありませんか？

そこで私がおすすめするのが、イギリス留学中に習慣となった**「セブンライン方式」**です。

「セブンライン方式」は、ほとんどの医師が実践していた方法で、カルテに患者さんの診断を書くときに、**重要項目を7つ書き出し、最後に上から順番に1、2、3、4と番号をふっていくというもの**です。

項目を書くときに、重要なものから書く必要もありませんし、番号もやらなくてはいけない順にする必要もありません。

ただ単純に、上からナンバリングするだけなのですが、番号をふることで、項目が頭の中で整理されて、しっかりと脳に刻まれるのです。

こうすることで、「午前中は1と2をやろう」とか、「4を片づけてから3をやろう」「2はすぐ終わるので、最初にやろう」というように、すっきりとタイムマネジメントもできます。また、番号をふることで「3番がまだだった」と、やり忘れを防止することができます。

このようにして全部のタスクをクリアすれば、それが達成感となります。「あー、あれをやるの忘れていた」とモヤモヤすると、自律神経にも影響が出てきます。「セブンライン方式」で、「きょう、やり残したことはゼロ！」と気持ちもすっきりして一日の仕事を終えるようにしましょう。

THEME

37

午前と午後でやることを切りかえる

自分の機嫌をとるために、私はなるべく自律神経が本来もつリズムに逆らわないように行動をしています。そのほうが、効率よく気持ちよく一日を過ごすことができます。

自律神経の交感神経と副交感神経は、お互いにバランスをとり合っていますが、朝から正午にかけては、交感神経がピークになる時間帯。その後、夕方にかけては交感神経がしずまり始め、ちょうど18時の夕食時あたりに交感神経と副交感神経のバランスが入れかわり、24時に向けて副交感神経がピークになります。

そのため、**午前中**は交感神経が優位になり始めると同時に、副交感神経の働きもあるので、**仕事で集中するのにはベストな時間帯**となります。そこで、頭を使う仕事、考える仕事、クリエイティブな仕事など、自分の仕事の中でメインになるような仕事をするようにしています。

昼食後、今度は副交感神経が優位になってくるので、特に**頭を使わなくてもできるような仕事、単純な作業**をするようにしています。たとえば、書類の片づけや、部屋の片づけといった体を軽く動かすようなものや、事務仕事でもある程度機械的にできるような仕事を午後に回しています。午後4時からはメールチェックの時間と決めていて、そのときに返信もすべてしてしまいます。朝一番にメールチェックをする人も多いでしょうが、いちばん集中できる自律神経のゴールデン時間をメールの返信にあててしまうのは、もったいない！

このように、自律神経のリズムに合わせた仕事の割り振りをすることで、仕事も効率よくこなすことができます。午前中に集中して仕事を終わらせてしまえば、午後には気持ちの余裕も生まれるので、気持ちよく一日を過ごすことができます。

THEME

38

時間泥棒に要注意 約束の10分前には到着を

私は、出勤時間や会議、人との約束など、必ず10分前には到着するようにしています。遅刻さえしなければ、時間ギリギリや、ぴったりでいいと考えている人もいますが、毎回トラブルがなく確実に到着するとは限りません。

電車の遅延や、忘れ物、途中で急用のメールや電話がきて対応をしたりと、アクシデントが起こることも珍しくはありません。

そんなとき、「間に合わなかったらどうしよう」と思うと、心臓はドキドキし、交感神経は、一気にはね上がります。特に、初めて行く場所などは、頭が真っ白になってあわてて行動した結果、電車の乗り換えをまちがえてしまって、さらに遅刻してしまうなんてことも。目的地に着くまでは緊張し、ヒヤヒヤドキドキ。こんな調子では、仕事や会議のパフォーマンスも落ちてしまいます。

最近では、ほぼ100%の人がスマホを持っているので、約束の時間に間に合わないときは、「○○のため○○分遅れます」と一本連絡を入れればすむことだと、約束を軽く考えている人はいませんか?

しかし私は、**時間は人の命そのもの**であると考えています。あなたにとって貴重な時間は、相手にとっても貴重な時間なのです。ですから、**相手のたいせつな時間を、自分の遅刻によって1分1秒でも奪ってはいけない**と思っています。

遅刻常習犯は、人間としての信頼も低くなります。どんなに人柄がよかったとしても、だらしない印象を与えてしまいます。遅刻がつづけば、大事な仕事はまかせられないと思われるでしょう。

そこで約束の10分前には到着し、仕事の段取りや会議の内容などを確認し、心の余裕をもって仕事や会議にとり組めるようにしましょう。

THEME

39

人間関係は自分でマネジメント ときどき見直して整理を

人がいだくストレスの9割は対人関係ではないでしょうか。人間関係のストレスは、自律神経をかき乱します。しかし、人はひとりでは生きていけませんし、仕事をするとなれば、必ず人とのかかわり合いが出てきます。さらに、仕事には生活がかかっているため、がまんにがまんを重ねて心が病んでしまう人もいます。

私自身も、人間関係で悩むタイプですので、みなさんの気持ちがわかります。

そこで実践していただきたいのが、**「がまんの期限を決める」**ということです。

たとえば、仕事の人間関係で悩んでいたとしたら、1カ月間とか2カ月間とか、いつまでがまんをするかを決めるのです。そして、その期限がきたときに、それ以上がまんができなかったら、その関係を解消する行動を起こすのです。**自分の体を**

壊してまでがまんする必要はありません。転職をしたり、意見書を出すのもいいでしょう。辞職する覚悟で言いたいことを全部、本人にぶちまけるのもいいですね。

そこまでいやな人間関係でなくても、気乗りがしない飲み会など、よけいなところでの疲れは排除しましょう。人間関係もときどき見直して整理し、気の合わない相手とは距離をとったりすることもたいせつです。

また、いやな人と顔を合わせることを想像するだけで、「ため息」が出てしまうものです。「ため息をつくと幸せが逃げる」と言いますが、**自律神経の観点から見ると「ため息をつくと幸せになる」と言っていいぐらい、ため息は自律神経をととのえることができます。**心配事があると、体が緊張して血管が収縮したり、呼吸が浅くなったりするものです。いわば交感神経が優位になっている状態です。そこで、「ふ〜」っと大きなため息をつくことで、呼吸も深くなり、血行がよくなってリラックスすることができます。

THEME

40

人は裏切るかもしれないが あなたの業績は裏切らない

仕事をしていると、「自分のほうがこんなに一生懸命、いちばん大変なときを支えたのに、なんで全くやっていなかったあいつが、ポッと出てきて出世するんだ」ということがあります。

しかし、会社では組織としての考え方や人間関係があるので、そもそも他人に引き上げられるという期待はしないことです。たとえば、会社の派閥でAさんとBさんがいて、Aさんについていけば出世が望めるとそちらについたところ、Aさんが亡くなり、その派閥が勢力をきかせられなくなったというのはよくある話です。

そこで、**他人に期待するのではなく、自分の力でやれることを最優先に考えるこ**

とがたいせつです。そうすれば他人に左右されることもなくなります。

私が留学したときの恩師はインド人でした。恩師はイギリスで初めて小児外科の教授になったインド人で、当時ものすごい差別を受けていたようです。現在では世界的に有名な教授となり、先日、来日した際にいっしょに食事をしました。いみじくも、そのときイギリスの首相にインド系移民の両親を持つスナク氏が誕生したニュースが話題になっていました。

私の恩師は食事の席で、「だれもおまえの努力と結果だけは奪うことはできないんだ」と話してくれました。私はすごく重みのある言葉だと感じました。**人間、結果を出してしっかりやっていれば、その業績をだれも奪うことはできません。**人種差別があろうと、それは否定されることはないのです。

「出る杭は打たれる」といいますが、出すぎる杭は打たれません。ですから徹底的に出ればよいのです。

THEME

41

他人に対して期待せず 自分で自分を認めてあげましょう

人間関係でストレスを感じないようにし、毎日を上機嫌で過ごすためには、**「他人に対して期待しないこと」がたいせつ**です。

特に仕事に関しては、「こんなに仕事をしているのに、なんで評価をしてくれないんだ」とか、「こんなに頑張っているのに、どうしてこういう扱いを受けないといけないんだ」といったストレスがたまりがちです。

たとえば、職場の後輩のために、何か仕事のフォローをしてあげたとします。私だったら、それに気がついた瞬間に「ありがとうございます」と先輩にお礼を言いに行きますが、それがないと、やってあげたほうはムカムカしたりします。でも、それは他人に期待しているから頭にくるのであって、最初からお礼を期待しなければいいのです。

以前、手術中に助手の若い医師がミスをして、私は一気に頭に血が上ったのですが、「そもそも若い医師が完璧に仕事ができると信用した私がいけなかったんだ」と気持ちを切りかえることで怒りがおさまり、冷静にミスをカバーすることができました。「これをやってあげたのに、あいさつもない」と、イライラするのは感情のムダ使いです。人に自分の人生を混乱させられるほどバカなことはありません。

気に入らない上司や悪口を言う同僚に、「自分を評価してほしい」「もっと親身になってほしい」「わかり合いたい」と期待してもムダです。

「こんなにやっているんだから、認めてほしい」と、他人に期待するのはやめましょう。そのかわり、「自分は頑張っている」という事実を、自分で認めてあげること。

自分で自分をほめてあげることが上機嫌につながります。

THEME

42

怒りが出そうになったら階段の上り下りをしましょう

仕事中に不機嫌になったり、怒りが出そうになったりすることはよくあります。「アンガーマネジメント（怒りの自己管理）」という言葉をよく聞くようになりましたが、ビジネスパーソンとして、仕事の管理同様、怒りの管理もたいせつです。

「怒り」といった爆発的な感情で自律神経が乱れると、3時間くらいは交感神経が優位のまま元に戻りません。血管は収縮し、血圧も上昇し、脳梗塞、脳出血、心臓発作などのリスクも高まります。これでは上機嫌どころではありません。

そんなときは**大きく深く深呼吸**をしましょう。副交感神経が優位となってリラックスでき、冷静になることができます。

しかし、深呼吸ぐらいではおさまらない怒りはどうすればいいのか？　そういう場合は、体をつかって自律神経をととのえるのです。たとえば職場であれば、**1〜2階分のフロアの階段の上り下り**をします。

ただし、階段を駆け上がったり駆け下りたりすると、交感神経が高ぶり、よけいイライラしてきてしまいますので、ゆっくりとリズミカルに階段の上り下りをしましょう。すると、副交感神経が優位になり、心も落ち着いてくるはずです。

怒りがわき上がったら、その場から移動するだけでも怒りをしずめる効果があります。まじめな人や正義感の強い人ほど、なかなか怒りを手放すことができません。怒りは自分の内からわき上がる感情なので、コントロールができないのはあたりまえ。

そんなときは、「自律神経のせい」と思って、怒りがわいてきたら、「また交感神経の波がやってきた」と客観視してみましょう。ふっと怒りがおさまることもありますので、ぜひ試してみてください。

THEME

43

1日1カ所30分の掃除を日課にしましょう

最近はフリーアドレス制を導入する企業も多く、職場に自分のデスクがない人もいますが、みなさんはデスクの上がきちんと片づいているでしょうか？　書類や資料や文房具が散乱していたり、からのペットボトルやお菓子の包み紙などが出しっぱなしになったりしてはいませんか？

デスクの上が整理整頓されていなければ、ほしい資料がすぐさがせなかったりするので、当然、仕事の効率も落ちてしまいます。

コロナ禍をきっかけにリモートワークとなり、自宅で仕事をする人もふえていますが、「部屋の汚れは心の汚れ」というように、仕事中、洗濯物が散乱した部屋を見たり、コーヒー休憩で山積みになった食器を見たりすると、「あー、早く片づけないといけない」とストレスになり、自律神経の乱れにつながります。また仕事からクタクタで帰ってきて、汚れた部屋を見れば、さらにドッと疲れてしまいます。

そこで**仕事終わりの5分でデスクの上を片づけて何もない状態にしておくこと、1日1カ所30分、家の掃除をすることを日課に**しましょう。

小中高時代、「掃除の時間」があったと思いますが、「片づける」という作業そのものにも自律神経をととのえる効果があります。キレイな状態をキープすれば心もすっきり。仕事も集中して前向きにとり組むことができます。

この自律神経をととのえるための掃除は**「1日1カ所30分以内」**がポイントです。トイレ、キッチン、玄関といった場所を決め、さらに引き出し1つ、棚1段とくぎって、無理なく30分以内に終わる範囲にしましょう。

毎日ちょこちょこ片づけていれば、年末年始の大掃除も必要なくなります。

THEME 44

プレゼンや会議で緊張をやわらげる方法

大事な会議で発表をする、大きな商談でプレゼンをするなど、仕事をしていると「ここ一番」という大事なときがあります。そんなときは、緊張してドキドキしてしまうし、うまくいかなかったらどうしようと、朝から気が気ではありません。

しかし、そういった特別な日のためには、日ごろから自分なりの心をととのえるルーティンを決めておくことがたいせつです。

たとえば、オリンピック選手やプロスポーツ選手が、試合前に必ず決まった動作や手順を行ったりしていますが、まさしくあれが自律神経をととのえるためのルーティンです。

緊張をやわらげるために、**最も効果的なものは深呼吸ですが、姿勢をまっすぐ**

に正して上を向くだけでもＯＫです。肺が広がり、呼吸が深くなるからです。また、**「時計を見る」**のもおすすめです。文字盤や時計の針に集中し、秒針でリズムを刻むことで副交感神経が優位になってリラックス効果が生まれます。

時間がある場合は、コーヒーを飲むのもよいでしょう。コーヒーに含まれるカフェインはストレスを解消し、緊張をほぐす効果があります。ほかにも１杯の水も効果的。胃腸を刺激し、副交感神経の働きが高まります。

また、毎朝、右足から靴をはくといった自分なりのルーティンを決めてもいいですが、私の場合は、玄関で「さけとかめ」と口に出して言い、「さ＝財布、け＝携帯、と＝時計、か＝鍵、め＝名刺」の忘れ物がないかを確認しています。このルーティンをすると、心の中で出かける準備がととのうのと、出先で「あ、しまった！　名刺を忘れた！」ということもなく、ドキドキする要素を減らすことができます。

ぜひ、自分が平常心をとり戻せるようなルーティンを作ってください。

THEME 45

たばこは自律神経を乱しストレスの原因に

世の中は喫煙する人も場所も減る傾向にありますが、オフィスの喫煙所などでは、まだまだ愛煙家も多いようです。仕事に行き詰まったとき、イライラしたときなど、たばこを一服するとすっきりするとか落ち着くという人も多く、**たばこがストレスの解消手段**となっているようです。しかし、**自律神経の観点からいうと実はこれは大まちがい**です。

たばこには、ご存じのようにニコチンが含まれています。ニコチンは交感神経を刺激し、脳は快楽物質であるドーパミンを分泌します。そのため、イライラが一時的におさまるというわけです。しかし、このドーパミンは依存症を引き起こします。

体内のニコチンが切れ始めるとイライラして、再びニコチンがほしくなるというわけです。つまり、**たばこがストレスを解消するのではなく、たばこを吸うことでストレスを生み出している**のです。さらに、ニコチンで交感神経が過剰に高まれば、それだけで自律神経を乱す原因に。心拍数が高くなったり血圧が上昇したり、内臓の働きも悪くなったりして健康にもよくありません。

たばこを吸いたくなったら、ガムをかむことで副交感神経が優位になり、心を落ち着けることができますが、完全にたばこ依存症になっている場合は、なかなかたばこをがまんするのもむずかしく、ストレスもたまります。

ニコチン中毒から抜け出してたばこを断ち切るには1カ月かかるともいわれています。自己流で禁煙をすると、かえってストレスで喫煙量がふえてしまうこともあるので、なかなか自分ではたばこをやめられない人は、禁煙外来を受診するなどし、医師の指導のもとで禁煙を目指しましょう。

THEME

46

忙しいときこそ「ゆっくり」動きましょう

コロナ禍になって、これまで7時半に家を出ていたのが、リモートワークだから8時半にパソコンの前にいればよくなったという人も多いでしょう。とはいえ出社時間が遅くなっても、その分、ギリギリまで寝ていて、結局、朝、バタバタしながらパソコンを起動したりしていませんか？　自律神経には「継続性」という特徴があるため、朝、バタバタとあわてふためいて交感神経と副交感神経のバランスが乱れてしまうと、その乱れを一日引きずってしまいます。

一方で、朝、いつもより30分早起きして、歯磨きや朝食、身支度なども急がずゆっくりと過ごし、自律神経をととのえてよい状態にしておけば、日中に何かあっても、すぐにととのった状態に戻すことができます。

たとえば、自分の仕事に集中しているときに、上司から「ちょっとこれ、急ぎでやっておいて」と頼まれると、「なぜいま?」とイライラして交感神経が刺激され、自律神経が乱れ始めます。すると鼓動は早くなり、行動も雑になり、うっかりミスもふえてきます。そんなときは「ゆっくり」動くことを意識しましょう。**あわてたり急いだりしているときこそ、「わざとゆっくり」行動する**ことで自律神経をととのえることができます。

ゆっくりと深呼吸をしたり、ゆっくりと丁寧に字を書いたり、ゆっくりと歩いてトイレに行ったりするのもいいでしょう。

いくらゆっくりと行動しても、たかが数十秒から数分いつもよりよけいに時間がかかるだけです。短い時間で自律神経を元に戻せるのですから、やらない手はありません。再び集中力や判断力を、ベストな状態にすることができます。

THEME

47

週末のホテルステイで自分だけの時間をもつ

仕事ばかりの日々がつづくと、旅行など日常から離れてリフレッシュをしたくなります。いつもと違った場所でふだんとは違う景色を見たり、その土地ならではのグルメを楽しんだりすると、落ち込んでいた気持ちもご機嫌になり、絶好のリフレッシュになります。

しかし、いざ旅行をしようとなると日程を調整し、何週間も前からホテルや旅館の予約をしたりと準備がたいへんです。そんなときにおすすめなのが、**週末などを利用して近場のホテルに泊まる**ことです。もちろん観光地のホテルや老舗旅館など、雰囲気のいいホテルに泊まれるなら、それに越したことはありませんが、自分が使っている路線のターミナル駅のビジネスホテルでも十分です。

自宅にいると、家事をしたり買い物に行ったり、家族に用事を頼まれたり、宅配便などの受け取りをしたり……というように、なかなか自分ひとりでボーッとできる時間をとることができないものです。

しかし、ホテルの部屋に入れば、自分だけの世界。だれにもじゃまされることはありません。食事の準備やあと片づけもしなくてかまわないですし、大浴場でゆっくりと体をあたため、部屋の中で自分の好きな本を読んだり、大画面でテレビを見たりして、自分だけの時間を満喫することができます。

家族やペットのお世話などで1泊するのがむずかしいという人は、スーパー銭湯のような入浴施設でもいいでしょう。休憩や仮眠ができるスペースや、マッサージ施設、エステなども併設されているので、休日ののんびりと過ごしたり、仕事帰りに2～3時間寄るだけでも、気分転換になるのでおすすめです。

旅行に行く時間とお金がなくても、十分ご機嫌な時間を過ごすことができます。

57

カフェやおふろ……
心がととのう場所を見つけよう

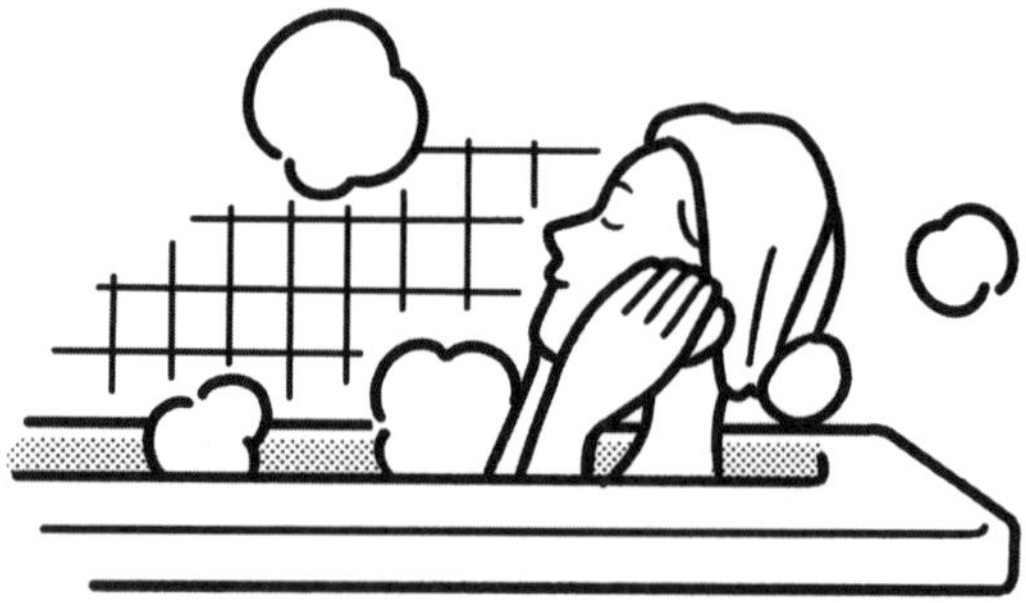

第5章

こころを上機嫌にととのえる

THEME

48

カフェやおふろ……心がととのう場所を見つけましょう

私には、大学時代から通っているお気に入りのカフェがあります。ですから、行き始めてかれこれ40年近くになります。

そのカフェは都心のビルの谷間にありながらも緑に囲まれた一軒家風カフェで、まるで軽井沢や葉山のような避暑地にあるカフェのようにくつろぐことができます。コーヒーのほかには、クロックムッシュやフレンチトーストといった軽食がありますが、私が頼むものは、いつも決まって「チーズケーキ」です。

試験勉強で疲れたとき、論文に行き詰まったとき、進路のことで悩んだとき、頭の中を整理したいときやモチベーションを上げたいときは、必ずそこのカフェに行くのです。すると気持ちがリセットされ、自分の心が「ととのう」のです。

私にとっては、そのカフェが「ととのう」場所ですが、カフェに限らなくてもかまいません。展望台、おふろ、サウナ、神社、ジム、プールなど、どこでもよいので、みなさんも**自分の心がととのう空間を見つけてください。**

昔の家にある床の間のように、自分の家に畳一畳でも心がととのう空間をつくってもいいですが、渋谷のスクランブル交差点や品川駅のような雑踏をながめていると落ち着くという人もいるでしょう。ですから場所も環境もどこでもかまいません。

「ここに来ると自分の気持ちが変わる」という空間が、みなさんにも必ずあるはずなのですが、おそらくふだんからそういった場所を意識している人は少ないのではないでしょうか。気持ち的にもラクになれる自分だけの「心がととのう場所」を、ぜひ意識してみてください。

THEME

49

家族や〝推し〟の写真や絵を飾りましょう

海外の映画やドラマなどを見ていると、欧米ではオフィスのデスクの上などにも家族の写真を飾ったりしている場面をよく見ます。

私が留学していたときも、教授が自分のデスクに家族写真を飾っていたり、診察室にプライベートの写真をはったりしている先生もいました。日本ではちょっと信じられませんが、欧米の場合は個人主義が強いので、職場であっても自分のデスクはプライベート空間であるという感覚なのかもしれません。

仕事中であっても、ふとした息抜きに家族の写真を見ると心がなごんでご機嫌になり、頑張ろう！という気持ちになれるものです。

そこで、オフィスはむずかしいかもしれませんが、自宅のリビングや玄関、寝室などに、ぜひ**お気に入りの写真を飾ってみましょう。**自分が子どものころの写真や、ペットの写真、好きなアーティストなどの〝推し〟の写真でもかまいません。意識して見なくても自然と視界に入ってくる場所に、自分がたいせつに思う人の写真や、見るだけでうれしくなるような写真、好きなアートがあるだけで、自律神経にプラスに働きかけることができます。

もちろん人物ではなく、風景写真でもかまいません。私は散歩中に写真を撮るのを趣味としていますが、その写真を見てもらったところ、なんと自律神経をととのえる効果が見られたのです。

たとえば海の写真は、漠然とした不安の解消に。生命力のある花の写真は健康面の不安の解消に。街の写真は仕事やお金の不安の解消に。空の写真は将来の不安の解消に。

ぜひ、みなさんもリビングに写真を飾ってみてください。

THEME 50

動物とふれ合い
ホワイトの刺激を受ける

馬などの動物とふれ合うことでいやしを得る「ホースセラピー」や「アニマルセラピー」という治療法があります。アニマルセラピーは、「動物介在療法」「動物介在活動」といわれ、古くは紀元前400年の古代ギリシャで、負傷した兵士のリハビリとして乗馬を利用したとの文献記録があるそうです。乗馬のリズミカルな振動が脳を刺激し、心身ともに機能が改善することも期待されています。

馬以外でも、犬やねこなどの「ペットセラピー」も注目の分野です。介護施設などでも犬やねこなどのペットと接することで笑顔や会話がふえたりして、認知症やうつ病の改善にも役立つといわれています。

動物とふれ合うと、脳内で幸せホルモンといわれる「セロトニン」が分泌されることがわかっています。動物たちの愛くるしさに思わずこちらも笑みがこぼれ、**副交感神経の働きもアップ**します。これを私は**「ホワイトの刺激」**と名づけました。

アニマルセラピーは、実際に犬やねこなど動物を飼ってふれ合うことが一番ですが、マンション住まいやアレルギーなどで、ペットを飼うのがむずかしい人もいるでしょう。

そういう場合は、動物の写真集などでもOKです。最近では、Twitter、インスタ、TikTokなどのSNSでペットの写真や動画などを上げている人も多いので、お気に入りのアカウントを登録しておくのもよいでしょう。

ただし注意しないといけないのは、「ホワイトの刺激」に対する「ブラックの刺激」と私が呼んでいる不快な刺激です。動物がいじめられていたり、苦しそうだったりするシーンを見ると、血管が収縮して緊張が走り、呼吸も浅くなってしまいます。

もふもふのかわいい動物から「ホワイトの刺激」をもらうようにしましょう。

THEME

51

過去の懐かしい音楽で心も若返りを

テレビ番組などで、過去のヒットソング特集が組まれたりすることがありますが、**昔の懐かしい曲を聴くことには、イライラが解消される効果**があります。

これは昔の音楽を聴くことで自分が楽しかった若いころを思い出したり、充実していたころの自分に心がタイムトリップでき、当時の活力みなぎる時代に戻れたりするからです。特に若いころに聴いていたロックやアップテンポの曲を聴くと、楽しい気分になったり、体でリズムをとりたくなったり、心も体も若返ります。実はこれ、ただ単に懐かしいという理由だけではありません。

私たちは、**本能的に音楽は心地よいものとしてとらえており、音楽を聴くと脳の「視床下部」という自律神経を調節する器官が刺激されます。**

さらに、①テンポやビートが一定である音楽、②音域（音の高低の幅）が狭い音楽、この2つの特徴をあわせ持つ音楽は、副交感神経を活性化することがわかっています。私はイライラしたり落ち込んだりしたときには、ジミ・ヘンドリックスの音楽を聴いています。

よく眠れない夜にヒーリング音楽やジャズ音楽、クラシック音楽を聴くという人もいるでしょう。しかし、ジャズは途中でテンポが変わったり不協和音が入ったりするので、副交感神経を優位にするという意味では規則的なリズムのロック音楽が理想的です。

音楽を聴くときは、イヤホンは控えましょう。長時間、大音量で音楽を聴きつづけると、内耳の器官が影響を受けてイヤホン難聴を引き起こしてしまいます。

そこで音楽をかけられるような環境をととのえ、1曲4～5分程度、軽く聴き流せるもので、自分が昔好きだった曲をかけて心をととのえてください。

THEME

52

アロマセラピーで香りを味方につけましょう

私はイギリスでの留学時代、香水をつけるという習慣を教わりました。それ以来、家はもちろん、仕事場にも何種類かの香水をおいてTPOに合わせてつけています。「香り」という見えないところに気を配るというのが紳士淑女のたしなみ。香水をつけることでセルフイメージも上がり、自分に自信がもてるようになります。

医学的にも「香り」には自律神経をととのえる効果があります。自分の好きな香りをかぐと、末梢の血流がよくなり、副交感神経を活発化させることも証明されています。おふろタイムや、音楽を聴くとき、読書タイムなど、好きな香りに包まれることで、心もほぐれてご機嫌になります。

また、香りは「記憶」とも深く結びついているので、たとえばたばこのにおいをかぐと父親を思い出したり、昔の恋人がよくつけていた香水をかぐと、若い甘い記憶を呼び起こしてくれたり、タイムトリップをすることもできます。

さらに香りの種類によっても、脳にさまざまな影響を与えることもわかっています。これを利用しているのがアロマセラピー＝香りの療法です。

たとえば、ラベンダーの香りをかぐと、脳からα波が出て心身的にリラックスした状態になれますし、レモンのような柑橘系の香りをかぐと、脳が活性化します。ひのきや杉の香りにはリラックスやリフレッシュ効果があるなど、香りによって効果効能が異なります。アロマセラピーは香りを広げるディフューザーもありますが、精油を湯ぶねにたらしたり、枕元に精油を1滴たらしたハンカチをおいたりするだけでもOKです。

もちろん、ラベンダーティーや、カモミールティーなど、ハーブティーでも同じ効果があります。ぜひ香りを生活にとり入れてみてください。

THEME

53

初心者気分でワクワク新しいことを始めましょう

年をとると、年々、1カ月、半年、1年があっという間に感じませんか？ 特に仕事に追われて忙しいと、「もう12月!?」ということがあるかもしれません。

ある研究で、4～82歳の約3500人に、時計を見ずに3分と感じたところでボタンを押してもらったところ、高齢者になるほど、3分を過ぎる時間が長くなることがわかりました。70代では3分18秒、ほぼ1割おそくなっていたのです。

つまり、70代の人は1年1カ月ちょっとたったぐらいが1年という感覚になるわけですから、実際の1年が、「もう1年？」と早く感じるというわけです。

どうして年々時間がたつのが早く感じるのかについては諸説ありますが、同じ時間であってもイベントが多いほど感じる時間が長くなる傾向があることも知られています。子どもは、日々、新しいことを学んだり、いろんな行事を待ち遠しくしているため、時間がたつのがおそく、大人は仕事に追われて毎日がマンネリ化しているので、時間が速く過ぎるというのもあるかもしれません。

それを知ってからは、私は**積極的に新しいことを始めたり、過去に中断していたことを復活させたりする**ようにしました。

たとえば、写真を始めたり、犬を飼い始めたり、あきらめていたゴルフのスコアを縮められるよう、再び練習に力を入れたりするようになりました。

私の周囲には定年退職をして時間に余裕ができたのに、時間を持て余している人がたくさんいます。そういった人に限って、「何もしないうちに1年があっという間に過ぎてしまった」と嘆いています。私に言わせれば**「何もしないから」あっという間**なのです。ぜひ趣味を見つけ、毎日をいきいき過ごすようにしましょう。

THEME

54

たまにはサボってもいい やらなくても大丈夫

本書では、自分の機嫌をとるためのメソッドをたくさん紹介していますが、これらのメソッドを必ずしも全部実行してくださいというわけではありません。

なぜなら、100%実践するとなると、「○○をしなくてはいけない」とプレッシャーを感じたり、「○○を忘れてしまった」と、ストレスの原因になったりしてしまうからです。機嫌をよくするためにしていることが、機嫌が悪くなることを引き起こしてしまうのであれば意味がありません。

たとえば、82ページで毎晩3行日記を書くことをみなさんにおすすめしていますが、私自身、365日欠かさず書いているわけではありません。忙しい日やなんとなく調子がのらない日はサボっています。でも、「サボっていい」「パスしてもいい」と、書かなかったことを気にすることなく、翌日から再びつづけています。

日本人はまじめな性格です。テレビで○○が体によいと言われると、翌日にはスーパーから売り切れてしまうほど。みなさん、あれもこれも実践しようと頑張ってしまいます。

しかし、1日でも守れなかったり忘れたりしてしまうと、心がポキッと折れて、「もうやめた」となってしまう人も多いのではないでしょうか。そして、「また三日坊主で終わってしまった」というように、メンタルが落ちてしまい、それが自律神経が乱れる原因にもなってしまいます。

日々の積み重ねは大事ですが、完璧主義は逆効果。いくら「よい」と言われることでも、時間がなかったり気分が乗り気でなかったりするならば、**無理して毎日と り入れることはありません。ときにはサボってもだいじょうぶです。**

THEME

55

ストレスは複数あるほうが気持ちがラクになれる

現代はストレス社会。仕事関係、家族関係、将来や健康への不安など、さまざまなストレスに囲まれています。私たちを刺激するすべてのものがストレスなので、実は気温の変化や騒音もストレスですし、ＰＭ２・５のような公害、花粉などもストレスです。

これらのストレスは、交感神経を刺激したり、花粉などは体の中でアレルギー反応を起こしたりと、私たちの心身に大きな影響を与えます。

そこでストレスをなくしてご機嫌に過ごすために瞑想やヨガ、アロマセラピーなど、古今東西、さまざまなメソッドがあるわけです。もちろん本書でも、ストレスによって乱れがちな自律神経をととのえるさまざまな方法を紹介しています。

しかし人間、生きている以上、ストレスをゼロにすることはむずかしいものです。そこで逆転の発想が必要です。

みなさんも10代のころ、恋愛で悩んで死んでしまいたい気持ちになったことがあるでしょう。小学校のころ、翌日の給食に嫌いなものが出るので学校を休みたい、台風で学校が休みになればいいのにと真剣に悩んだりしませんでしたか。

大人になってみれば、「なんであんなに悩んだのだろう」と思うものですが、**実はストレスが1つしかないと、それだけにとらわれてしまう**ので、悩みは深い沼のようにどんどん深刻になってしまうのです。

ですから**ストレスはあってあたりまえ。しかも複数あったほうが1つに悩みが集中しなくてすみます**し、「あんなに悩んだストレスはあとから考えるとたいしたことなかった」と思うことで、いまかかえているストレスへの耐性が強くなります。

THEME

56

好きなことに没頭する1日30分の「自分時間」を

仕事や家事などに追われて、なかなか自分だけの時間がとれないという人も多いでしょう。

特に家族と暮らしている場合は、ひとりになれる時間も場所もなく、唯一の場所がおふろかトイレということも少なくありません。そんな駆け込み寺のようなトイレも、家族がいると「早く出て！」とノックされてしまいます。

自分だけのオフタイムがないと、イライラして自律神経は乱れる一方で、とても上機嫌どころではありません。

そこで、**自分ひとりで好きなことをするだけの時間を1日30分と決めて捻出す**

るようにしてください。この30分は、何をしてもかまいません。ガーデニングや家庭菜園をしたり、楽器の練習をしたり、推しが出ている動画を見たり、お気に入りのカフェでのんびりしたり……。たった30分なので、できることは限られていますが、逆に30分だからこそ、毎日のスケジュールの中に組み込むことができます。

私は毎日、飼い犬の散歩がてら空の写真を撮ったりしています。

このように、30分は何に使ってもいいのですが、いちばんたいせつなのは**「この時間は、私の自律神経をととのえるのにとてもよい作用がある」と自覚をする**ことです。なんとなくダラダラ過ごすのではなく、「趣味に没頭できる時間」と考え、自分がほんとうに好きなこと、やりたいことだけをする時間にしましょう。

1日30分だけでも、自分が夢中になれる時間を積極的にもうけることで、日々乱れがちな自律神経をととのえることができますし、目の前にある仕事や家事も「これが終わったら、あれができる！」と、生活にメリハリをつけることができます。

THEME

57

「人は人、自分は自分」他人の意見に左右されない

仕事関係や友人関係、家族や親戚関係など、対人関係からくるストレスははかり知れず、これら対人関係のストレスは、自律神経を乱す大きな要因となります。

特に現代はSNSなどで、他人とくらべてしまうことが多くなりがちです。仕事でもプライベートでも、他人のキラキラした部分ばかりが目に入り、「どうして自分は」と劣等感をいだいてしまったり、なにげなく投稿した発言が、相手に誤解を与えて、無用なトラブルを生じさせてしまったりすることもあるでしょう。

そこでたいせつとなってくるのが、しっかりと自分の軸をもって、「人は人、自分は自分」と、他人の意見に自分の心を振り回されないようにすることです。

言いたい人には言わせておけばいいですし、自分が他人の行動を変えることもできません。とにかく、**「気にせず、ほうっておくこと」が一番の対処法**です。

気分が落ち込みそうなときは、SNSなどを見ないというのも一つの手です。

それでも他人とくらべて落ち込んだり、不安なこと、心配事、いやなことがあったりするときは、**心の中に「いやなことを入れる箱」を1つつくっておく**のがおすすめです。

実際に心の中に箱をイメージしてみてください。

お気に入りの色や形でOKです。そして、それぞれ、心配事を入れる箱、いやなことを入れる箱と決め、その中に感情をしまって、ガチャンとカギを閉めるところを想像してください。

そして**「心配事やいやなことは、もうカギを閉めたので、しばらくはあけない」と思う**ことです。実際に心配事やいやなことが消えるわけではありませんが、そうやって割り切ることで、自然と心が安定してくるはずです。

THEME

58

ストレスは「泣き活」の涙といっしょに流しましょう

ほとんどのストレスは、いきなり襲ってくるものではありません。少しずつ少しずつ蓄積され、人によってはある日突然、限界がやってきて爆発します。

ストレスは、私たちに恐怖や不安を伝えるサインですから、そのサインをしっかりと受け止めて、小さいうちに対処をしておくことがたいせつなのです。

たとえば肌寒いなと思ったら、上着を1枚着るような感覚です。「寒い」と思いながらがまんしていれば、ついに凍傷になっていた、なんてこともあるわけです。

心も同じ。心を壊さず上機嫌でいるためには、早め早めの対処がたいせつです。

さまざまなストレス解消法がありますが、**「泣く」というのもおすすめ**です。泣ける映画、泣ける本、泣ける動画など、どんなものでもいいでしょう。

「泣く」というのは、感情の高ぶり、いわば興奮状態と同じです。大声を出して**涙を流して泣くことで、交感神経が一気に刺激**されます。すると、その**交感神経をしずめようとして副交感神経のスイッチが入り、泣いたあとはリラックスできる**というわけです。

また、泣けるコンテンツ以外にも「笑い」でも同じようにストレスが解消できます。お笑い番組やコメディー映画など、笑うことで、脳内麻薬ともいわれるエンドルフィンが分泌され、不安や苦しみといった精神的ストレスを軽減してくれます。さらにジェットコースターやお化け屋敷、ホラー映画のような「恐怖」も同様にエンドルフィンを分泌する効果があり、すっきり感とともに心をととのえてくれる効果があります。ぜひストレスは、早め早めの対処で乗り切るようにしましょう。

THEME

59

心と体はつながっている 運動でメンタルをカバー

メンタルが弱くすぐに落ち込んでしまう人の中には、常に「精神的に強くなりたい」と思っていて、そうなるたびに「気持ちを切りかえて、頑張ろう！」と思ったり、「こんな弱気じゃダメだ！」と自分をふるい立たせたりしている人も多いはずです。

しかし、メンタルの問題をメンタルで解決しようとしても、なかなかうまくいきません。なぜなら悩んだり落ち込んだりした時点で、すでに自律神経が乱れているわけですから、そんな状態でメンタルを強くもとうと言っても無理な話なのです。

そこで実践してほしいのが、**「心の落ち込みを体でカバーする」**という方法です。

心と体は密接につながっています。緊張すると（＝心）おなかが痛くなったり（＝体）、大声で笑うと（＝体）すっきりしたり（＝心）、みなさんも日々実感していると思います。私たちの心と体は自律神経を介してつながっており、緊張をすれば自律神経が乱れて心が不調になりますし、逆に、マッサージをしたりおふろに入ったりして血行をよくすれば、心もリラックスできるわけです。ですから**メンタルの問題を解決したいと思ったら、心がラクになれるような行動をとればいい**わけです。

たとえば、仕事でミスをして落ち込んだときには席を離れ、階段の上り下りを疲れない程度に繰り返してみましょう。１～２階分でかまいません。だれもいない屋上や廊下などでスキップするのも効果的です。

運動をすることで血行がよくなり、さらにリズミカルな動きで副交感神経が高まり、自然と「気にすることない、次はミスをしないようにしよう」と、前向きな気持ちになることができます。

THEME

60

「怒り」は口に出さずシュッと捨てましょう

イライラしたり、だれかに対して「怒り」を感じたりすると、自律神経が乱れます。自分自身の上機嫌のためには、まずいかに感情を平穏に保つかということがたいせつです。

では、どうしたら「怒り」を抑えることができるのでしょうか？　仕事の相手や友人の場合は、会わないようにすればすむことですが、「怒り」の相手が家族の場合はやっかいです。そういう場合は、110ページの階段を上り下りする方法も一つの手ですが、心の面では相手ばかりを悪者にするのではなく、自分自身を見つめ直すことがたいせつです。「自分は、こんなにやっているのに」ではなく、「自分は、これだけしかやっていないからしかたない」という視点をもつのです。

怒りを口にしても、何もいいことはありません。「おまえなんか、もっとやらないだろ」とどなりつけて責任を押しつけたりすれば、こっちもイライラするし、相手も怒られてさらに不機嫌になって、負のスパイラルに陥ります。言わなければ何も起こらず、そのままお互いに気持ちよく寝られたはずなのに、自分が口にしたことで自分もよけいなストレスをかかえてイライラが増してしまうのです。

家族や肉親の場合は遠慮がありませんから、雪だるま式に怒りが大きくなり、それが泥沼となっていくのです。

私は、怒りが出てきて、何か言いたくなったら、その場を離れて自動販売機に缶コーヒーを買いに行きます。**怒りは自販機横のゴミ箱に捨ててしまいましょう。**

缶コーヒーを買って戻ってくるころには、心も落ち着いています。とにかく、怒りは「口に出したらおしまい」ということは、肝に銘じておきましょう。

THEME

61

悪口を言いたくなったら
ふろ場で、ひとりで口にする

上司、部下、友人、家族……。だれでも人の悪口を言いたくなることはあります。でも、悪口を言ってしまえば、その関係性はくずれてしまいます。

ですから、悪口を言わないこと。自分の心の中にとどめておけばいいのです。だれかと話すからトラブルになるのです。

とはいえ、ひとりで悶々としてストレスになってしまうと、それこそ自律神経のためにもよくありません。そこでおすすめなのが、**ひとりでいるときにアウトプットすることです**。

「あの人、ひどいことするよなあ」と、架空の話し相手につぶやいたり、「でも、がんばろう！」と口にすることで前向きになることができます。

心の中で独り言を言うよりも、口に出すほうがデトックスになるので、つぶやき終わるころには、不思議と感情がおさまるほうに向いています。おふろ場や、いまならスマートスピーカーを相手に話してみてもいいでしょう。

ひとりで解決する習慣ができると、人前でうっかり口をすべらせることがなくなり、人間関係の失敗も減らせるようになります。

仲のよい友人に第三者の悪口を言ったりする人もいますが、「ここだけの話」とあなたが思っていても、必ず伝わるものです。さらにいつのまにか尾ひれはひれがついて本人に届くこともありますし、友人が気をきかせてあなたとその相手をとりもとうとするときに、それが裏目に出て、相手にあなたが悪口を言っていたことが知られてしまったりします。

悪口を言わないだけで、世の中の争いごとが減り、だれもが機嫌のよい状態でいられるのです。

THEME

62

助けてくれた人にはいま感謝の気持ちを伝えましょう

コロナ禍のステイホームで、人と会う機会がめっきり減りました。新型コロナウイルス感染症が落ち着いても、なかなか以前のようにおおぜいで集まったり、気軽に人と食事をしたりするのは気が引けるという人も多いでしょう。

しかし、逆にこういった時期だからこそ、**人と会うきっかけ、動くための手段として「感謝」をうまく利用する**のがおすすめです。

自分が落ち込んでいるときや、仕事で悩んでいるとき、プライベートなどで苦しいときに、だれかに相談に乗ってもらったり助けてもらったりすることもあるでしょう。しかし、ほとんどの人は、せいぜい相談に乗ってもらったときに「ありがとう」

と言う程度で、そのあとの報告をする人はまれです。

たとえば、転職しようかどうか悩んで相談した人がいたとしたら、それがたとえ5年前の話であっても「あのときはアドバイスをいただいてお世話になりました。おかげさまで、転職先で仕事も順調です」というように、感謝の気持ちをぜひ伝えてください。


いつコロナが収束するかが見えないなかで、なかなか行動に移せず「コロナがおさまったら会おう」と思っている人こそ、**「いま」行動に移してほしい**のです。

「コロナが終わったら」と思っている人は、結局、コロナが終わっても、「寒いから」「暖かくなったら」とか、「連休前でバタバタしているから」というように、なんだかんだ別の理由を見つけて行動を先延ばしにしがちです。

これからのウィズコロナ、アフターコロナの時代、自分を立て直す手段としても、ぜひお世話になった人に、積極的に会いに行って感謝の気持ちを伝えましょう。

THEME

63

人をほめることでチャンスが広がる

私が留学時代にお世話になっていたボスは、とにかくほめじょうずでした。「この研究は、世界が震撼するよ」と、とにかく私のこともほめちぎってくれました。こちらは内心、「たいした研究でもないのに、世界が震撼するわけないよ」と思いながらも、やはりほめてもらうというのはうれしいものです。外国人は他人のことも自分のこともほめるのがじょうずですが、日本人はよっぽどでなければほめ言葉を口にしません。

私は、**人間関係においては「ほめること」が何よりもたいせつであり、そのあとの人生を大きく左右するものである**と思っています。たとえば、そのとき、たったひと言を言ってしまったがために人生が右へ行ってしまい、左に行けば待ち構えていたチャンスをすべて失ってしまったかもしれません。私は40代のころの働き盛り、ちょうど仕事でも脂が乗り始めたころ、上司に対して悪態をつくことも多かったですし、部下に対してどなりつけていたこともありました。しかしいま、ふり返ってみると、そのためにいろんなチャンスをなくしていたように思います。もし、あのとき、私ががまんして言葉をのんでいれば、人間関係も良好、10年後20年後に広がるチャンスがあったかもしれません。

どんな人でも必ずよいところはあります。上司、部下、家族、友人、どんな関係でも、「すごいですね」「たいへんでしたね」「よく頑張ったね」とほめれば、相手も機嫌がよくなりますし、こちらも気持ちがよくなります。

こちらが怒れば相手も不機嫌になり、二人の関係も悪化します。何もいいことはありません。**相手をほめ、自分も相手もハッピーな未来を手に入れましょう。**

THEME

64

もうけようと思わない プラマイゼロがちょうどいい

「老後2000万円問題」が話題になったように、金銭面で不安のない老後生活をするには、2000万円が必要と言われています。そこで「老後のためにお金をためないといけない」と、心配になっている人も多いでしょう。

昔のように銀行に預けておけば利子がつく時代ではありませんから、投資や株などに興味をもつ人もふえています。

しかし、**お金とのつきあい方でたいせつなのは、「もうけなくてはいけない」「プラスにしなくてはいけない」と思わないこと**です。

投資でも株でも、「もうけよう」「プラスにしよう」と思うから日々ストレスになるわけで、金額の大小にかかわらず**「プラマイゼロになればいい」程度の気持ちで**

楽しめばよいのです。そもそも、投資も株も、やらなければプラマイゼロですから、マイナスになりさえしなければ、その時点で「得」なのです。

しかし、人間、欲が出てしまうもので、「せっかくやるなら大もうけしたい」という気持ちがムクムクとなり、ハイリスク&ハイリターンのものに手を出して失敗しがちです。

人生をご機嫌に過ごすためには、そういった大きな冒険はせず、堅実に過ごすほうがドキドキ知らず、自律神経の乱れもありません。

まずは、自分のお金の使い方をふり返ってみて、ムダなお金を使っていないか考えてみるようにしましょう。そして今度は、自分の人生に何が必要で何が必要でないかを考えると、そこまでの大金は必要ではないかもしれません。

どんなにお金をためても墓場に持っていくことはできません。死ぬときに財布の中もプラマイゼロ。貯蓄も借金もない状態が理想ではないでしょうか。

70

ワンツー呼吸法で副交感神経を活性化

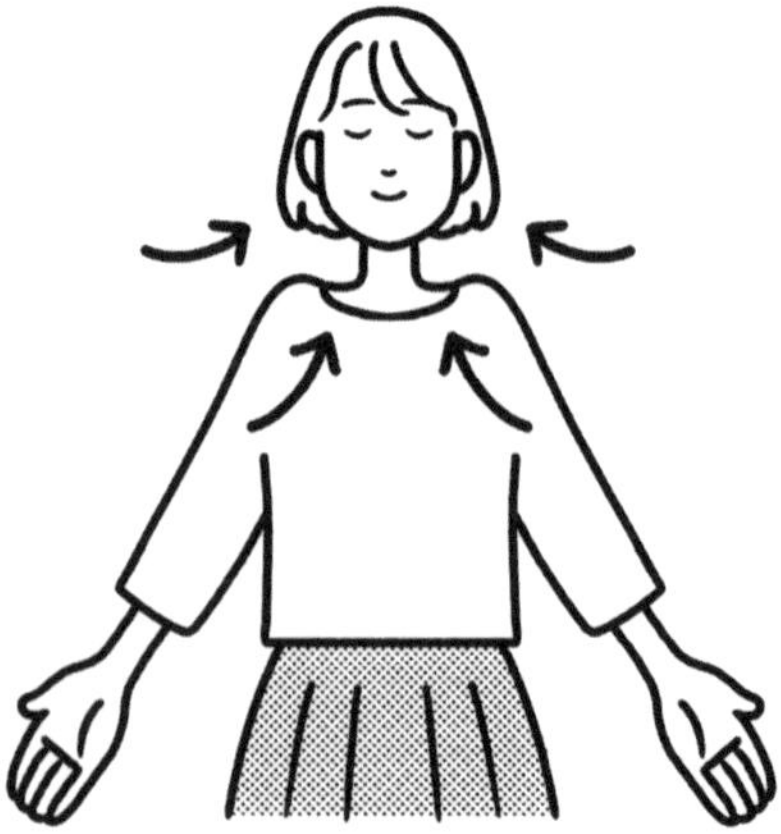

第6章

からだを上機嫌にととのえる

THEME

65

首のこりほぐしで交感神経をリラックス

「スマホ首」という言葉を聞いたことがある人も多いと思いますが、スマホが手放せない現代人にとっては、深刻な現代病の一つです。

通常、人間の首はカーブを描いていますが、前のめりでスマホの画面をのぞき込むことで、首の骨がまっすぐの状態になり、首のこりや痛み、さらにはねこ背や腰痛などを引き起こします。私たちの首には、太い血管が集中しているだけでなく、血液の流れをコントロールする「星状神経節」や、主に副交感神経で構成されている「迷走神経」が走っています。そのため、首がこってしまうと、星状神経節や迷走神経の働きも低下し、自律神経のバランスがくるってしまうというわけです。

そこで**定期的に首のこりをほぐすエクササイズをするのがおすすめ**です。両手を胸の前にクロスしておき、首をグルグルとゆっくり大きく回すだけ。胸の前に手をおくことで体の軸が定まるので、首だけ回すよりも効果的です。右回り、左回りと、仕事や家事の合間など思いついたときに実践し、ぜひ習慣にしてみてください。

首のこりがとれると血流がよくなり、腸の調子もよくなります。

また、首を回す以外に**首をあたためるのも効果的**です。星状神経節は、ちょうど首と鎖骨の境目ぐらいにあるので、その部分をホットタオルなどであたためると、交感神経の働きが落ち着き、気持ちもリラックスすることができます。

あせったりイライラしたりしているときも、首をあたためると副交感神経が優位になり、心が落ち着きます。タートルネックの服を着る、ネックウォーマーやマフラーなどで防寒対策をするのはもちろんのこと、夏などもエアコンで冷えたりします。胸元のあいた服を着るときは、スカーフなどを1枚巻くとよいでしょう。

THEME

66

グーパー運動で緊張をときほぐす

緊張をほぐしリラックスする方法として、深呼吸はとても有効ですが、ふだん、深呼吸をすることに慣れていない人は、「深呼吸しなくては」と、逆に意識をしすぎてしまい、呼吸が浅くなってしまうことも。気がつくと呼吸が速くなり、ますます緊張してしまって、ご機嫌どころではなくなる場合もあります。

そんなときにおすすめの方法は、**手を「パーグー・パーグー」と、何度か動かす**方法です。思いっきり手を広げ、じゃんけんのパーの形にして指先までしっかり伸ばしたら、今度はグーの形にします。そして再びパーの形にして、グーパー運動を行ってみてください。

私たちは、「よし、頑張ろう」と気合いを入れるときに、よくこぶしをぎゅっと握ります。そうすると交感神経の働きで体がこわばるため、それが気持ちにも伝わり、よけいに緊張してしまいます。

また、こぶしを強く握ることで指先への血流が悪くなります。毛細血管に酸素や栄養が行き渡らなければ、ますます副交感神経の働きが悪くなります。

スポーツの動作を思い浮かべてもらえばわかりやすいと思いますが、ゴルフでもテニスでもガチガチに固まってクラブやラケットを握りしめていれば、よい動きをすることができません。パフォーマンスを高めるためには、こぶしに「遊び」が必要なのです。

グーパー運動は、特にむずかしい動きではありませんが、ポイントは握ったときに親指に力が入りがちなので、**親指の力を抜くようにすることと、手を開いたとき、指先が外側にそるくらい広げる**ことです。

THEME

67

自律神経をととのえて心が落ち着くタッピング

一日の緊張や疲れをほぐすのにおすすめなのが、「タッピング」です。

指先で軽くトントントンとリズミカルに頭や顔のツボをたたきます。マッサージのように指先に力を入れなくても筋肉や血管が刺激され、自律神経がととのい、腸や内臓の働きもよくなります。

そこで自律神経に効果的な3つのツボをタッピングする方法をご紹介します。ツボといっても、ピンポイントでツボを押していくのではなく、**ツボが集中している部位を、指をずらしながらタッピング**していくので簡単に行うことができます。

タッピングは、両手の人さし指、中指、薬指の3本×6本で、1秒間に2回から3回ぐらいのリズムでたたきます。強くたたくのではなく、指先がふれるかふれないか程度の感覚でタッピングします。

①頭のタッピング……頭頂部から首のつけ根に向かって、タッピングを繰り返します。次に、こめかみの横あたりの側頭部を上から下へタッピング。

②顔のタッピング……ひたい→みけん→眉→目の周り→ほお→鼻の下→あごの順にタッピングをします。

③手首のタッピング……手首の内側、指3本分を腕側にずらした部分をタッピング。この部分には副交感神経をととのえるツボがあるので、イライラしたり不安を感じたりしたときにも効果的。手の甲をタッピングするのもおすすめです。

タッピングの回数に決まりはありませんが、「気持ちよい」と感じればOK。1日1回1分程度でリラックスできるので、ぜひ習慣にしましょう。ヤル気が出ないときは薬指の第一関節をやさしくつまむと交感神経が刺激され、気合いが入ります。

THEME

68

仕事や家事の合間に1分間の「すきまエクササイズ」

WHO（世界保健機関）の報告によると、一日にすわっている時間が4時間未満の人、4～8時間、8～11時間、11時間以上すわっている人をくらべると、長時間すわっている人ほど、WHOが推奨する身体活動量を満たしていても、死亡リスクが高まるという研究があるそうです。

そして、日本人が一日にすわっている時間は平均7時間で、これまた世界最長です。長時間すわることで、血流が悪くなったり、筋肉の代謝が落ちたりして、心筋梗塞、脳血管疾患、糖尿病、認知症のリスクが高まります。

そこで仕事の合間、**1時間に1分の「すきまエクササイズ」をはさむ**ようにしましょう。エクササイズを行うことで、自律神経がととのって気持ちも落ち着くので、すっきり活動的になれます。

①左右倒し……両脚を肩幅に開いて立ち、両手を上げて交差させます。息を大きく吸いながら手を上に伸ばし、吐きながら右に倒します。左側も同様に行います。

②体回し……①の手を上げた状態から、深呼吸をしながら4秒かけて上体を右回りに。左回りも同様に行います。

③前倒し……①の手を上げて息を吸った状態から、4秒かけて息を吐きながら上体を前に倒します。息を吸いながら元の位置に。

④左右ねじり……4秒かけて息を吸いながら両手を右斜め上に上げて、上体をねじります。息を吐きながら元の位置に戻り、左側も同様に行います。

THEME

69

ジムのマシンを使わなくても理想の体形に鍛えられる！

最近、ジムに通ってボディメイクを意識している人がふえています。確かに自分の理想の体形を手に入れると気分もアガります。しかし、ジムのウエイトトレーニングのような無酸素運動は交感神経を刺激します。筋トレもたいせつですが、十分なストレッチをするなど体の柔軟性がなければ、かえってケガや故障の原因になってしまいます。

そこでおすすめなのが**「アイソメトリックトレーニング」**です。器具を使ったりはげしい動きをしたりせずに、体幹や筋肉を鍛えるトレーニングです。かの有名な香港のアクションスター、ブルース・リーも、このアイソメトリックトレーニングを好んでいたそうです。

最近ではトップアスリートも、バランスをととのえる体幹トレーニングやストレッチなどでしなやかさを手に入れることを重視して、ただ単に筋肉をつければよいというような過度なトレーニングも控えるようになってきました。


アイソメトリックとは、等尺性収縮という意味で、**一定の負荷をかけたままキープをして鍛えるトレーニング**です。

たとえば「空気イス」や「プランク」などを思い浮かべてもらうといいでしょう。太極拳などもアイソメトリックの一つと言っていいかもしれません。

そしてアイソメトリックトレーニングでたいせつなのは、常に自然な呼吸を意識することです。筋肉に力を入れると息も止まってしまいがちですが、呼吸を止めないことが大事です。自分の体の声に耳を傾けて無理せず行い、自律神経を乱さずに筋肉を鍛えられる最先端のトレーニングなのです。

THEME

70

ワンツー呼吸法で副交感神経を活性化

緊張したときや、イライラしたとき、深呼吸をすることがたいせつですが、それ以外の呼吸はおざなりにしていいというわけではありません。人間は1日2万回もの呼吸をするといわれています。しかしほとんどの人は、無意識に呼吸をしているのではないでしょうか?

私たちは緊張すると、交感神経が優位になり、血管が収縮して呼吸も浅く速くなります。反対に、リラックスをすると副交感神経が優位になり、血管が広がって血圧が下がり、呼吸もゆっくりになります。

意識的に呼吸をととのえることで、副交感神経が優位になり気持ちもリラックスができるというわけです。そこで私が実践しているのが「ワンツー呼吸法」です。
これは、**吸う息と吐く息の割合を「1：2」にする方法**です。「1、2、3」と3秒かけて鼻から息を吸ったら、「1、2、3、4、5、6」と、6秒かけて口から息を吐き出します。慣れてきた人は、4秒かけて吸って、8秒かけて吐いてもいいでしょう。この呼吸法を行うときは、背筋を伸ばして、上を見ながら呼吸をすることで、さらにたくさんの空気をとり入れて呼吸を深くすることができます。

ヨガ、瞑想、坐禅、太極拳、最近ではビジネスマン向けのマインドフルネスなど、呼吸法をたいせつにしているものがたくさんありますが、呼吸は自律神経に大きく影響し、心身の健康を左右します。

私の研究室でも、この**「ワンツー呼吸法」を、1日1回3分間行うことで、自律神経のレベルが上がる**という実験結果を得られました。集中力に欠けたとき、プレッシャーを感じたとき、あせったときなどにも、ぜひ試してみてください。

THEME

71

「ゆるスクワット」で血流を改善してリフレッシュ

「スクワット」というと、足腰を鍛える筋トレのイメージがあるのではないでしょうか。実際に、年をとってくると足腰から弱ってきますので、下半身の筋肉を鍛えるのは大事です。スクワットをすることで、太ももの前側の筋肉である大腿四頭筋《だいたいしとうきん》や、おしりの筋肉である大臀筋《だいでんきん》など、大きな筋肉を鍛えられ、効率的に筋肉量をふやすことができます。さらに下半身の柔軟性を向上させ、安定した体幹づくりができます。

しかし、それだけではありません。スクワットは自律神経のバランスを保つ効果もあるのです。私たちは心臓というポンプで全身に血液を送り出していますが、この血液を心臓に戻す役割があるのがふくらはぎにある筋肉です。スクワットによって下半身を鍛えることで、下半身のポンプ機能が向上し、血流がぐんとよくなります。

そこで**日々実践してもらいたいのが、小林式「ゆるスクワット」**です。

まず両脚を肩幅に開いて立ち、手を頭の後ろで組んだら4秒かけて息を吐きながらひざを曲げ、腰を落とします。次に息を吸いながら4秒かけてひざを伸ばします。ひざを曲げる角度は60度、上半身が前かがみにならないように注意しましょう。「ゆるスクワット」は、一般的な筋トレと違って、無理のない範囲でしゃがむ動作を繰り返します。太ももに負担がかかっていると感じられれば十分です。数分で1セット、負担も少ないので気楽につづけることができます。

この「ゆるスクワット」は、呼吸法とセットになっているので、呼吸も深くなり、副交感神経が優位になります。つまり自分を上機嫌な状態にもっていくことにもつながるというわけです。

THEME 72

運動は「歩く」ことが基本 できるだけ階段を

自律神経をととのえるために、実は「運動」が重要な働きをしています。自律神経は、交感神経と副交感神経のバランスが大事ですが、そのバランスをうまくととのえるのが、**自律神経の活性力「トータルパワー」**です。この力が落ちてしまうと、交感神経と副交感神経のバランスがくずれ、さまざまなうつ症状を引き起こしてしまいます。そして、**この力を上げるために必要なことが、「運動」なのです。**

ただし「運動」といっても、ジムに通ってベンチプレスを上げましょう、ということではないので安心してください。たとえば、通勤や家事といった日常生活でも、かなりの運動をとり入れることができます。

駅まで歩いたり、職場内での移動などもいつもより大またで歩いたり、エスカレーターを使わずに階段を使って移動するなどしてもいいでしょう。また、買い物で重い荷物を持ったり、ふろ掃除や洗濯物を干したりするときなど、ちょっと姿勢を意識したり、腹筋に力を入れたりするだけでも、運動量がアップします。

このように**日常生活で、できるだけ「動く」ということを意識するだけで、自律神経のトータルパワーもアップさせる**ことができます。

自律神経の働きがよくなれば、腸のぜんどう運動も活発になり、腸内環境もよくなり、それが脳へと働きかけます。最近の研究では、「腸の情報はすべて肝臓に集まり、迷走神経を通じて脳へ伝達する」こともわかっています。

コロナ禍で外出や運動の機会が減り、私の病院では頭痛、めまい、食欲不振、疲労といった、自律神経の乱れからくる症状で外来を訪れる患者さんがふえています。ぜひ、みなさんも、積極的に「動く」ことを日常生活の習慣にしましょう。

おわりに

新しい世界と新しい自分をつくり上げる

コロナ禍になり、私たちの生活は一変しました。「早く元に戻りたい」という声をよく聞きますが、私は逆に元に戻ろうとしないほうがいいと考えています。なぜなら、元に戻るということは、どう考えても不可能なことだからです。

「新型コロナウイルス感染症」もそうですが、人は何か災難にあったり、つらい経験があったりすると、「昔に戻りたい」と思うものです。でもよくよく考えてみてください、昔のほうが幸せでしたか？　そんなことはないはずです。「過去は美化される」ではないですが、昔のほうが、すごくいいことがあったように思えてしまっているだけなのです。

昔は昔で悩み事があったりつらいことがあったりしたはずなのですが、いまは、それらを乗り越えているので、いいことしか残っていないように感じるだけです。

時間を戻すことはできません。

さらに、私たちも年をとっていますし、環境も変わっているので、元に戻すというのは無理な話なのです。それよりも、**未来に向かっていかに自分で新しい世界をつくり上げ、新しい自分をつくり上げていくか、そちらを考える方が重要なのです。**

「新しい世界」「新しい自分」といっても、そんなに大それたことをしなくてもかまいません。

たとえば、私は、書類や資料に埋もれていた自分の研究室の断捨離をコロナ中にして、模様替えをしました。このように、自分がおかれている環境を変えるだけでも、新しい自分になることができます。

このアクションができる人とできない人とでは、その後の人生の10年先、20年先が変わってくるでしょう。


コロナ禍となり、おそらくいまアンケート調査をしたら、レベルに差こそあれ、気分がふさぎ込んだり不安になっていたりと100％に近い人がうつ状態になっているのではないかと思います。

これまでの長い歴史の中で、ストレスというのは、自分にかかるものだけをコントロールしていればよい時代でした。しかし、現代はその自分のストレスの土台にコロナというストレスが3割くらい居すわっていて、どんな人でもストレスをもっているのが通常になっています。

そこで、その3割に気がつき、ストレスを正確に把握し、それと向きあっていかなければ、新しい世界はつくれないのです。

コロナでだれもが慢性疲労症候群状態に

コロナが始まってからの3年間は、ほんとうに異常な世界でした。

この世の中の流れというのは一人ひとりの意識が集合することによって動いています。一人ひとりが社会を動かす歯車であって、その歯車がくるってしまったり、止まってしまったりすれば、日本経済にも影響してきます。

私は月2回、医療訴訟相談でオフィスに通っています。オフィスが入っているビルも街も、だいぶ人が戻ってきているように見えますが、活気はありません。

なぜなら、このコロナ禍という社会的な病が、ボディーブローのようにダメージを人々の心に与えて、慢性疲労症候群のような状態に陥らせ、人々から希望も、明るさも、ときめきも奪ってしまっているからです。

よく、2年ほど海外などに留学や赴任をすると、自分の国に戻ってきてから生活のリズムやスタイルを自分軸で動かせるようになるには、4年かかるといわれています。3年留学をした場合には、6年かかるというように、倍の時間がかかるといわれています。

今回、コロナ禍の3年間は、ちょっとやそっとでは太刀打ちできないような大きな変化ですから、自分のメンタルを立て直していくためには6年かかるわけです。これからは、その6年間の過ごし方が重要になってきます。

私はすでにその立て直しを始めています。立て直しのきっかけとなったのが、研究室の断捨離でした。

私自身、大学勤務が、あと3年半ぐらいです。それを意識したときに、このまま平穏無事に過ごすのを願うのではなく、残りの3年間はクリエイティブに過ごそうと決意し、**まずは部屋の模様替えから始めた**というわけです。

すると、部屋の空気が入れ替わると同時に、気持ちも入れ替わり、活力がわいてきました。それがコロナからの立て直しにも一役買ったのです。

コロナ前は終活すら頭にありましたが、いまは全くなく、どんどん新しいことに挑戦していこうというポジティブで前向きな気持ちがわいてきました。実際、YouTubeで『ドクター小林の健康塾』というコンテンツも始めました。

朝、水を1杯飲むことから始めよう

私は、自分自身をポジティブシンキングの人間だと自負していますが、それでもコロナ疲れでメンタルが落ち込み、いろいろなことがおっくうというときもありました。

ただ、幸いなことにコロナ禍中も、「コロナ禍でのメンタルの持ち方」「自律神経のととのえ方について」といったテーマで取材を受ける機会が多かったので、自分なりにコロナ禍の憂鬱な状態から抜け出す方法を考えることができました。

ヨーロッパやアメリカは、早めにコロナから脱却してウィズコロナを歩み始めましたが、日本人は第7波、第8波とカウントしつづけています。コロナにとらわれる期間が長くなればなるほど、私たちのメンタルにも大きく影響し、労働生産性にもつながり、経済も大打撃を受けていきます。

コロナだけに目を奪われていると、足元をすくわれてしまいます。

コロナというモンスターは、「恐怖」や「不安」によって、私たちの自律神経を乱す大敵です。自律神経は、心臓や肺、腸などの働きと密接に関係しており、まさに「命」そのものです。

そして、自律神経が乱れると、体だけでなく心にも不調が出てきます。

実際、日々、患者さんを見ていると、みなさん活力が落ち、心や体のあちこちが不調になっているのを感じます。

ですから、もし、**自分の活力が落ちているのに気づいたら、本書でも紹介している「朝、1杯の水を飲む」「机の引き出しを片づける」「階段を使う」「1駅歩く」「いつもより遠いほうのコンビニに行く」というような、小さなことから始めて、少しずつ自分の機嫌やコンディションを上げていきましょう。**

いきなり「ジムへ入会して運動する」というようなハードルの高いものではなく、ハードルの低いものから少しずつ改善しないと、3年分の壁はなかなか乗り越えられません。それに、朝に1杯の水を飲むだけでも、十分、新しい流れをつくることができます。

この本がみなさんにとって自分の機嫌をよくするための多くのヒントとなること、そして、みなさんの日々のモチベーションが上がり、心身ともに健やかになること、ひいては日本が元気になることを願っています。

装丁・本文デザイン／高山圭佑
イラスト／金安 亮
DTP ／鈴木庸子（主婦の友社）
編集協力／下関崇子、長谷川 華（はなぱんち）
編集担当／一久保法士（主婦の友社）

上機嫌《じょうきげん》の習慣《しゅうかん》

2023年２月28日　第１刷発行

著　者　小林弘幸《こばやしひろゆき》

発行者　平野健一
発行所　株式会社主婦の友社
〒141-0021 東京都品川区上大崎3-1-1
目黒セントラルスクエア
電話 03-5280-7537（編集）
03-5280-7551（販売）
印刷所　大日本印刷株式会社

ISBN978-4-07-454126-3